Des mêmes auteurs, aux éditions Leduc.s

Anne Dufour :
100 réflexes Okinawa, 2006.
La santé 100 % nature, 2006.

Avec Carole Garnier :
Le Régime IG, 2006.
Le Régime express IG minceur, 2007.
Le Régime express IG brûle-graisses, 2007
Agar-agar : la nouvelle arme antikilos, 2007.

Avec Hélène Huret :
Le Régime IG antidiabète, 2007.

Avec Isabelle Delaleu :
Le Régime Portfolio, 2008.

33, rue Linné
75005 Paris – France
E-mail : infos@leduc-s.com
ISBN : 978-2-84899-203-7

ANNE DUFOUR PASCALE DE LOMAS

LE RÉGIME CG MINCEUR

LEDUC.S
ÉDITIONS

SOMMAIRE

Préface

Le Régime CG (Charge Glycémique) est à ce jour le régime le plus simple, le plus facile à suivre et le plus « abouti » d'un point de vue scientifique. Grâce à lui, nous sortons enfin de l'ère « tout calories », concept désormais considéré comme préhistorique. La raison en est toute simple. Lorsqu'on mange un aliment, le système digestif le prend en charge et le « décortique » afin de fournir au corps les sucres, les protéines, les graisses, les vitamines et autres minéraux qui le composent. Tous ces éléments jouent un rôle. Par exemple, les graisses et les fibres, en formant une sorte de gel dans l'estomac, ralentissent le travail digestif : les enzymes doivent travailler davantage pour aller récupérer ici ou là les composants dont elles ont la charge, comme les protéines ou les oméga 3. Même la cuisson compte ! Une courgette, ne se comporte pas du tout de la même façon si elle est cuite à la vapeur, grillée au barbecue ou frite à la poêle ! Et le tout se complique encore lorsqu'on considère que pendant un repas on ne mange pas que des courgettes. Bref : les bons petits plats ne font donc pas que nous traverser. Ils subissent de nombreuses étapes digestives et provoquent des modifications partout dans l'organisme. Notamment dans le sang, chargé de récupérer les nutriments afin de les livrer à bon port, c'est-à-dire à chacune de nos cellules. Un fabuleux système de fret intégré !

Vous l'avez compris, nous ne mangeons pas des calories, mais des aliments constitués d'éléments fort complexes et introduits dans une machine encore incroyablement plus complexe : notre corps. De plus, si nous étions de vulgaires sacs à calories, cela se saurait depuis longtemps : avec des menus identiques, tout le monde grossirait ou mincirait de façon égale. Or, il n'en est rien !

La valeur calorique est donc toute relative, c'est une mesure « de laboratoire », contrairement à la CG, déduite d'études menées sur des « vrais gens » dans la « vraie vie ». Grâce aux prises de sang et à divers examens subis pas ces « cobayes », avant et après leur repas, on a ainsi pu observer ce qui se passait réellement et non pas théoriquement.

Et qu'ont remarqué les scientifiques ? Que les aliments présentant certains types de sucres provoquaient une hausse de la glycémie (taux de sucre sanguin), contrairement à d'autres. Et que plus la glycémie montait, plus on stockait… Voilà le point de départ.

La suite est détaillée dans ce livre !

Anne Dufour

À propos des recettes

Je ne sais pas pour vous, mais moi je suis allergique aux régimes ! Alors quand Anne Dufour m'a demandé d'écrire des recettes pour son dernier guide *Régime express CG*, j'étais plutôt sceptique. Mais son talent et sa verve habituelle ont su me convaincre. Le Régime CG n'est pas la énième diète minceur à la mode, c'est une nouvelle façon de manger pour maîtriser ses formes et rester en forme ! En somme, c'est bon et c'est bien. Il suffit de respecter quelques principes simples et de se faire plaisir pour perdre ses kilos en trop et retrouver son tonus. Je me suis donc mise aux fourneaux, l'esprit léger et l'imagination libérée : le Régime CG est tout sauf un pensum. Sur ma feuille de route : une série d'aliments à privilégier, un temps minimal de préparation et des quantités prévues pour 1 ou 2 personnes. J'espère que le résultat vous apportera autant de plaisir en bouche que j'en ai pris en concoctant mes petits plats. Je les ai tous testés pour vous en famille et entre amis. Pas un seul convive n'a imaginé qu'il s'agissait de repas allégés.

Pascale de Lomas

LE RÉGIME CG

EN 17 QUESTIONS

RÉPONSES

Le régime le plus facile à suivre

Le Régime CG est basé sur les glucides (sucres) réellement assimilés par l'organisme. Plus précisément, la charge glycémique (CG) d'un aliment est la capacité de cet aliment à élever votre glycémie (taux de sucre sanguin) :

- plus sa CG est élevée, plus votre glycémie grimpe, et plus elle redescend bas ensuite, avec toutes les conséquences que vous découvrirez dans le livre, dont la première de toutes : vous grossissez ;
- à l'inverse plus sa CG est basse, plus votre glycémie reste sage : vous perdez du poids si besoin, ou vous maintenez votre poids de forme si tout va bien.

Une clé pratique et concrète

Le Régime CG est la clé pratique, concrète, qui met tout le monde d'accord et rend techniquement applicable et archi-simple tout ce qui tourne autour de l'index glycémique (IG). C'est d'ailleurs le digne élève de l'IG, dont vous avez peut-être entendu parler, mais en encore plus simple à suivre. Mais encore ? Le Régime CG est l'art de choisir les aliments à CG basse… tout en se régalant et en mangeant parfaitement équilibré. C'est le régime le plus simple, le plus modéré, le plus facile à suivre… et le plus efficace car il ne crée aucun déséquilibre d'aucune sorte, mais au contraire répond exactement aux besoins physiologiques du corps.

Pour mieux comprendre, deux petits dessins valent mieux qu'un long discours.

☺ Aliment à CG basse (ex : lentilles)

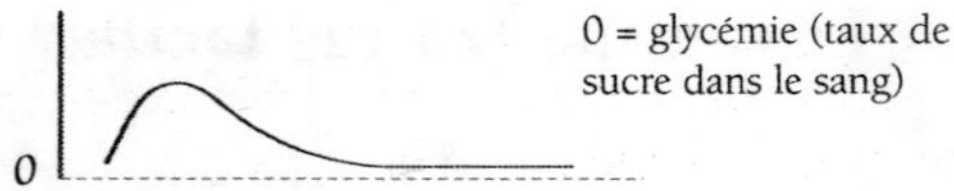

Les lentilles augmentent peu la glycémie et ne provoquent pas d'hypoglycémie dans les heures qui suivent le repas.

☹ Aliment à CG élevée (ex : bonbons)

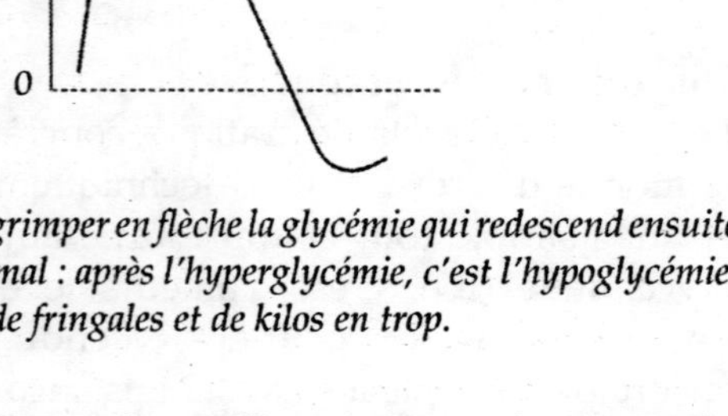

Les bonbons font grimper en flèche la glycémie qui redescend ensuite sous un taux normal : après l'hyperglycémie, c'est l'hypoglycémie, avec son cortège de fringales et de kilos en trop.

Le Régime CG est le meilleur moyen de sortir du piège des régimes à répétition, du poids yoyo, des interminables listes « j'ai le droit, j'ai pas le droit », de la culpabilité alimentaire « j'ai mangé un petit-suisse au miel, c'est grave ? ». Rien que grâce à cela, vous vous sentez déjà plus léger, non ?

1. Comment détermine-t-on la CG d'un aliment ?

Deux options

Les très courageux, qui ont le temps et la bosse des maths, peuvent se munir d'une calculette + d'une table d'Index Glycémique afin de calculer la CG de chacun de leurs aliments.

CG (Charge glycémique) =

$$\frac{\text{IG (Index Glycémique) x glucides nets*}}{100}$$

* *Les glucides nets correspondent à la teneur en sucres de l'aliment moins ses fibres.*

Exemple de la carotte

IG	Portion normale	Teneur en sucre de cet aliment (par portion)	Calcul	Charge glycémique
49	80 g	5 g	49 : 100 x 5	**2**

Exemple du Coca

IG	Portion normale	Teneur en sucre de cet aliment (par portion)	Calcul	Charge glycémique
53	250 ml	26 g	53 : 100 x 26	**14**

Remarque : *l'index glycémique (IG) de la carotte est comparable à celui du Coca-cola, mais sa teneur en sucre est bien inférieure à celle de la boisson. Ainsi, compte tenu du fait qu'un verre de Coca renferme davantage de sucre que quelques cuillères à soupe de carotte, on retrouvera, au final, une charge glycémique (CG) 7 fois plus importante pour le Coca que pour la carotte.*
Vous le constatez facilement avec ce petit exemple : la charge glycémique (CG) vient ainsi préciser et tempérer l'index glycémique.

Les autres se reportent tout simplement à notre grande table en annexe, p. 200 ! Et comme vous êtes probablement tous impatients de découvrir immédiatement quelques CG, voici celles d'une dizaine d'aliments courants choisis au hasard :

Aliment	Unités CG/ portion
Cacahuète	2
Carotte	2
Macaroni au fromage	30
Orange	4,3
Petit bol de lait écrémé	4
Pizza	13
Pomme	6
Riz blanc	30
Tranche de pain complet	5,4
Yaourt	6,6

Remarque : *dans les tables caloriques classiques, on trouve aussi généralement la teneur en protéines, lipides et glucides de l'aliment. Ce dernier chiffre est totalement inutilisable car il confond tous les glucides… y compris les* *fibres, qui sont effectivement des sucres mais, loin de faire augmenter la glycémie, elles l'abaissent au contraire ! Une belle illustration des limites des tables caloriques.*

2. Comment détermine-t-on la CG d'un repas ?

Une unité de CG correspond, grosso modo, à 1 g de glucose. Chaque jour, nous devrions consommer en moyenne 60 à 80 unités de CG. Pour mincir, il vaut même mieux se rapprocher de 60 que de 80 ! En fait, pendant votre régime minceur CG, prévu pour 4 semaines, vous ne devriez pas dépasser 80 unités CG/ jour. Hélas il est très « facile » d'additionner les unités CG sans s'en apercevoir…

Pour illustrer notre propos, découvrez 3 repas types ☺, et 3 repas types ☹ : petit déjeuner, déjeuner et dîner, avec leurs valeurs CG correspondantes… C'est la surprise du chef assurée ! Pour autant, inutile de vous mettre à tout comptabiliser. Ne considérez pas les aliments comme des ennemis potentiels, ce sont eux qui nous font vivre tout de même ! Apprenez juste à trier, et adoptez les « bons réflexes ».

Exemples :

➲

PETIT DÉJEUNER ☺

3 tartines de pain aux céréales : 6
Beurre : 0

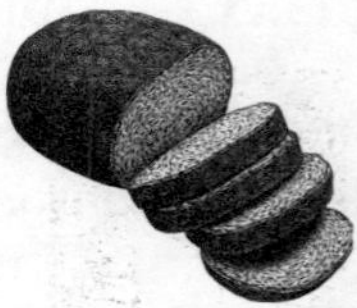

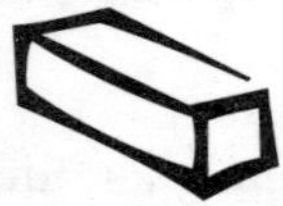

Miel : 10

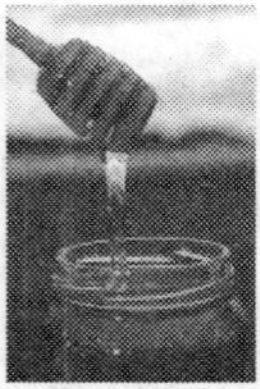

1 orange : 5

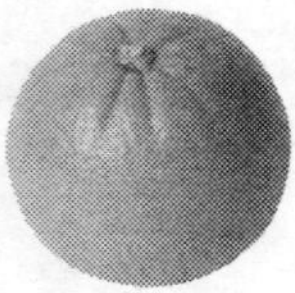

Thé nature : 0

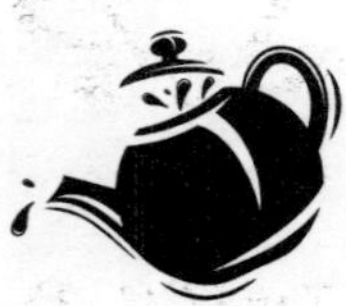

Total CG : 21

PETIT DÉJEUNER ☹

Pétales de maïs (type corn flakes) : 20
Lait : 4

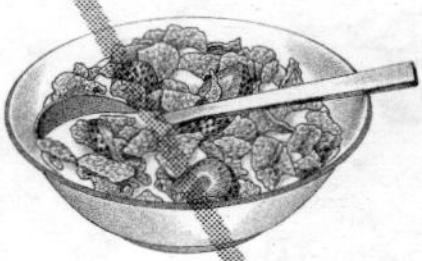

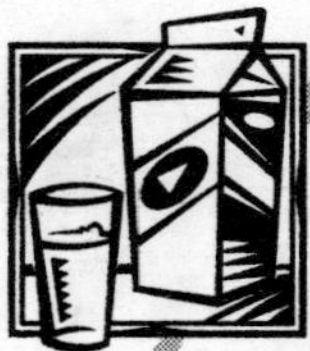

Jus d'orange : 9

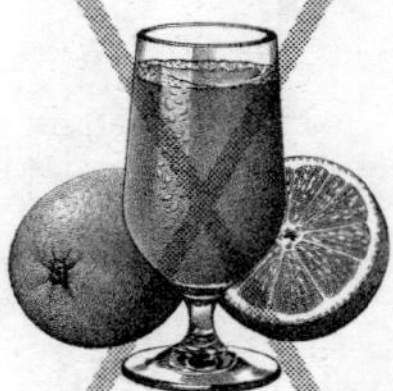

Café (nature) : 0

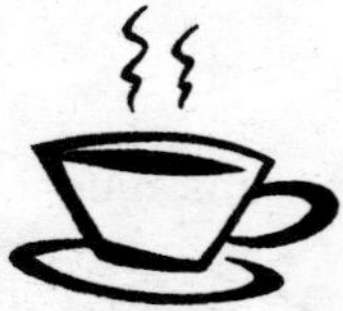

Total CG : 33

DÉJEUNER ☺

Salade de lentilles : 5

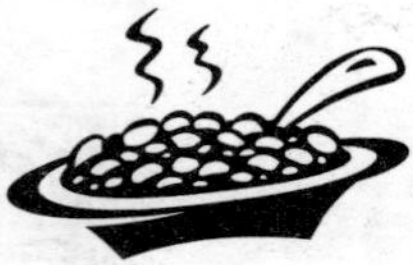

Pavé de saumon : 0

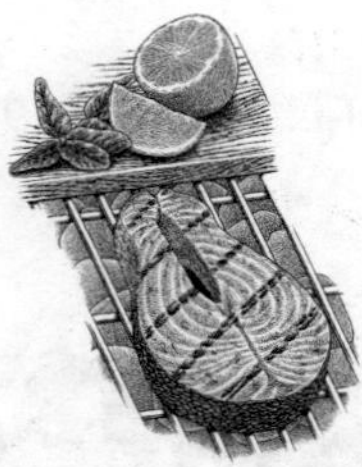

Épinards : 0

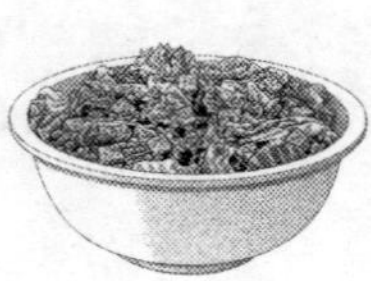

Compote sans sucre ajouté : 7

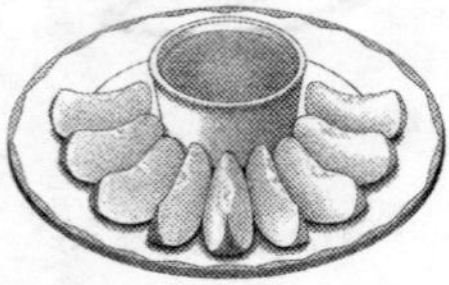

Total CG : 12

DÉJEUNER ☹

Steak : 0

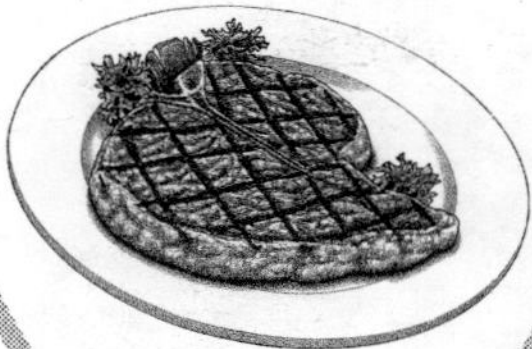

Riz blanc : 44

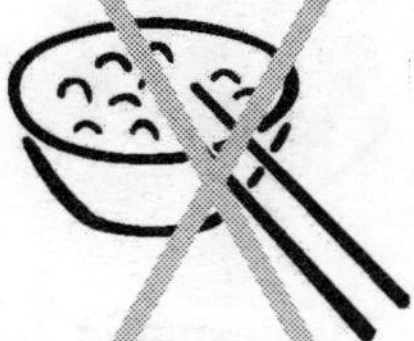

Flan : 31

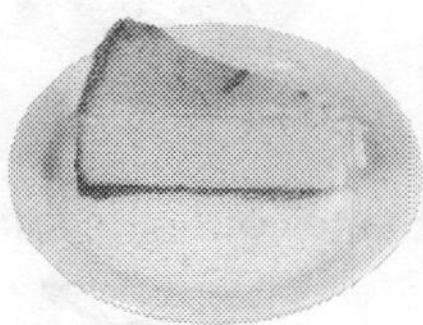

Total CG : 75

DÎNER ☺

Soupe de légumes : 2

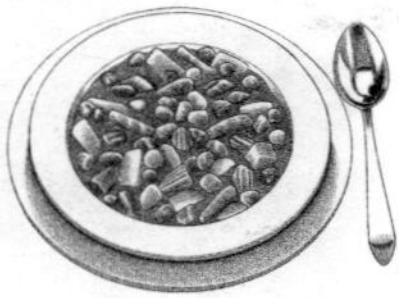

Escalope de poulet : 0

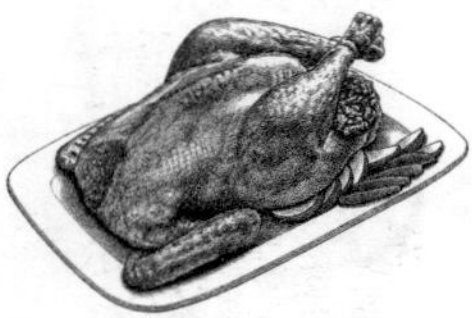

Riz basmati : 22

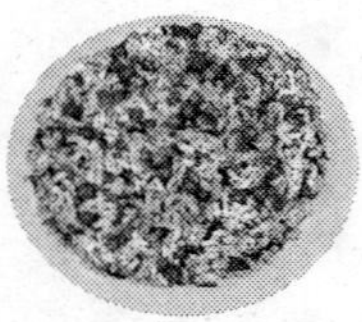

Fromage blanc coulis de fruits rouges : 3

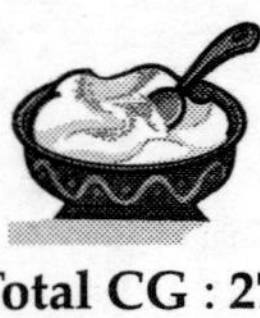

Total CG : 27

Total journée ☺ (petit déjeuner + déjeuner + dîner) = 60

DÎNER ☹

Lasagnes : 28

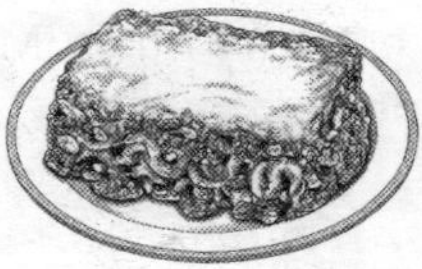

Crêpe : 22

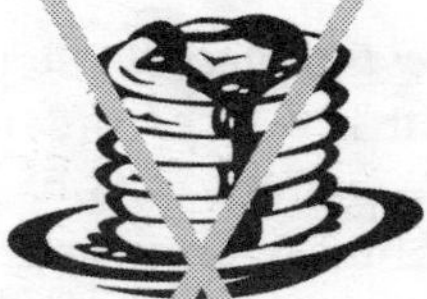

Pop-corn devant la télé : 8

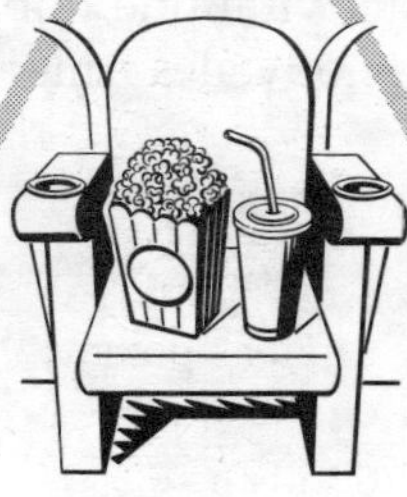

Total CG : 58

Total journée ☹ (petit déjeuner + déjeuner + dîner) = 166

3. Que manger en cas de petit creux ou de grosse fringale ?

Normalement, cela ne devrait jamais vous arriver, c'est le principe même du Régime CG : une glycémie stable, donc jamais faim entre les repas. Mais si la situation se présente quand même ?

Si le problème est régulier c'est que vous ne mangez pas assez au cours des repas. Augmentez la quantité de lentilles ou de haricots secs, ou encore de pain aux céréales.

Si le problème est ponctuel, la meilleure solution, c'est un fruit dont la CG est inférieure à 8, comme, par exemple, une pomme. CG basse assurée, apport calorique faible, fibres, vitamines et minéraux « coupe-faim », c'est simplement par-fait.
Exactement l'inverse des sucreries, qui réussissent l'exploit de cumuler CG élevée, total calorique ahurissant, aucune vitamine, fibre ni minéral, et pavent la voie à de nouvelles fringales dans les heures qui suivent !

	1 pomme ☺	des Skittles ☹
Charge glycémique	6 (pour 1 pomme de 140 g)	34 (pour 1 petit sachet de 55 g)
Calories	0,5 par g – soit 52 aux 100 g	4 par g – soit 405 aux 100 g
Effet coupe-faim	3,3/5 (élevé)	1,3/5 (faible)
Fibres / 100 g	1,9	0
Sucres/100 g	13,8	90
Graisses/100 g	0,17	4,37

Inutile d'avoir fait des études poussées en nutrition pour voir du premier coup d'œil que la pomme est un bon « antifringale » et les Skittles, franchement pas.

À part une pomme, que grignoter pour caler un petit creux ? Une bricole à croquer au bureau, en voiture ou chez soi ? Des « bons sucres », bien sûr, à CG basse !

Grignotages à CG basse ☺		Grignotages à CG élevée ☹	
Aliment	***CG***	***Aliment***	***CG***
Carotte crue	3	Croissant	42
Fraise, cerise, fruit rouge	0 à 3	Datte	42
Abricot	5	Frites	31
Orange	5	Crêpe	22 à 39
Pêche	5	Pain au lait	20
Pomme	6	Gâteau	20
Kiwi	6	Gaufre	16
Jus de tomate	4	Gaufrette	14

Certains grignotages peuvent coûter bien plus cher que d'autres en termes de tour de taille !

4. Les aliments d'une même catégorie ont-ils grosso modo la même CG ?

Non. Par exemple une céréale n'en vaut pas une autre, tous les fruits n'ont pas la même CG, etc. Quelques exemples concrets :

Si vous avez l'habitude de manger...	Préférez...
Des céréales « classiques » le matin	Des flocons d'avoine
Du jus de fruits	Un fruit frais
Du riz blanc cuisson rapide	Du riz brun ou basmati
Des frites	Des pommes de terre vapeur
Des lasagnes	Des spaghettis
Une pizza épaisse, avec plein de choses dedans	Une pizza pâte fine aux légumes
Du lait concentré sucré dans votre thé ou café	Du thé ou du café nature, ou avec un peu de lait « normal »
Des gaufrettes	De la glace ou un sorbet
Un soda	De l'eau ou du thé

5. Combien de temps dure le Régime CG ?

Notre régime CG proprement dit, dure 4 semaines. Ensuite, nous vous invitons vivement à conserver vos habitudes CG. Ceux qui connaissent nos livres savent que nous n'incitons jamais à suivre un régime à durée déterminée dans le temps. Cela signifierait que pendant 3 semaines ou 1 mois, par exemple, vous êtes censé manger « bien » puis ensuite retomber dans les travers qui vous ont mené au surpoids ? Absurde. Le Régime CG, c'est la mise en place d'autres réflexes alimentaires, une façon différente de se nourrir et de considérer son corps, non pas comme un ennemi que l'on punit régulièrement en le privant de tout ou presque, mais plutôt comme un bateau dont vous êtes le capitaine, et qu'il faut diriger finement et intelligemment. Vous n'agissez pas contre lui mais avec lui ! Donc, réponse : le Régime CG n'est pas un régime habituel dans le sens « un début/une fin ». Cette nouvelle façon de s'alimenter se poursuit toute la vie. Lorsque vous en ressentez le besoin, c'est-à-dire lorsque vous avez 4 ou 5 kilos à perdre, vous pouvez focaliser sur les aliments dont la CG est particulièrement basse et le total calorique très léger, puis revenir ensuite à une alimentation plus diversifiée. Mais une fois que vous aurez goûté à la CG, vous ne pourrez plus vous en passer. On se sent tellement mieux avec que sans !

6. À quoi correspondent les phases 1 et 2 ?

Pendant votre régime CG (4 semaines), les 2 premières semaines sont « starter », les 2 suivantes « stabilisatrices ». Ces deux phases sont aussi indispensables l'une que l'autre, ne restez pas au stade « starter » sous prétexte de vouloir perdre exagérément du poids. Ça ne marche pas du tout comme ça !

Phase 1 (15 premiers jours) : recettes à CG très basse ou basse exclusivement. Recommandées pendant la phase starter, c'est-à-dire les 15 premiers jours du Régime CG, si vous souhaitez accélérer la perte de poids. Cette phase est la plus stricte, bien qu'elle soit nettement plus simple à mettre en œuvre que la plupart des autres régimes. En tout cas, voici votre cahier des charges : pas de sucreries du tout, des assiettes remplies presque exclusivement avec des protéines maigres (poisson, volaille, viande maigre, jambon), des légumes verts ou secs, des fruits. Si vous avez faim en journée, ce qui est hautement improbable, augmentez les portions de légumes secs et/ou de protéines dans l'assiette, au moment des repas. Dans la mesure du possible, évitez les desserts (terminez sur du salé, un

petit peu de fromage frais ou quelques noix).
Notre conseil : les recettes « phase 1 » sont idéales aussi par la suite, après avoir fait un « écart de conduite » !

Phase 2 (15 jours suivants) : recettes toujours CG basse mais intégrant des ingrédients plus « ouverts », avec parfois des incursions dans les CG modérées. Évidemment les recettes phase 2 ne font pas grossir : elles poursuivent la perte de poids ou la stabilisent tout en diversifiant davantage l'alimentation, un stade indispensable pour se réconcilier définitivement avec votre assiette. Vous réintégrez les céréales, les produits laitiers, les préparations un peu « ludiques » telles que nos crêpes ou nos pizzas, le chocolat noir.

Notre conseil : attendez d'arriver en 3e semaine de régime CG pour incorporer ces aliments à vos menus.

La meilleure façon de parvenir à vos fins, même si vous avez de nombreux kilos à perdre est, d'une part, d'y aller doucement, sans traumatiser votre corps – surtout ne le privez pas ! –, d'autre part, d'introduire des changements dans vos habitudes alimentaires. Ainsi 15 jours de phase 1 suivis de 15 jours de phase 2, suivis à nouveau de 15 jours de phase 1 puis de phase 2 « marcheront » mieux que 2 mois de phase 1.

7. Et après?

Lorsque le *régime* CG dérivera en *alimentation* CG, c'est-à-dire sur le long terme, voire toute la vie, c'est gagné ! Autrement dit, il est bien évident que, comme pour n'importe quel régime, si vous vous mettez à remanger n'importe quoi, nous ne répondons plus de rien.

En effet, comme nous l'avons évoqué plus haut, pourquoi manger physiologiquement « bien » pendant quelques semaines pour retomber dans les travers d'avant ? Les mêmes causes produisant les mêmes effets, vous replongerez dans la spirale infernale des kilos en trop.

La logique du corps

Le corps a sa logique, toujours la même : maîtrisez votre glycémie, il maîtrisera votre silhouette. Imposez-lui à nouveau des menus inadaptés, il retrouvera immédiatement le chemin du stockage, profondément ancré dans ses gènes.

Fut un temps où cette propriété nous sauvait la vie : la moindre calorie était précieusement enfermée à double tour dans nos cellules graisseuses, véritables garde-manger du corps, en vue de famines probables. Cela ne fait pas si longtemps que nous mangeons à notre faim ! L'organisme est donc bien plus habitué à stocker qu'à « lâcher ». C'est pourquoi perdre du poids est parfois si difficile : on joue « contre ses gènes ». Et plus on se braque, plus on interdit, plus on rationne, plus le corps se rebelle et stocke. Retrouver un mode de communication fondé sur la négociation et non le terrorisme est vital ! La CG est un moyen idéal pour une sortie de crise « en douceur » – mais fort efficace ! – et une élimination des kilos superflus sans douleur. Car ces réflexes archaïques de mise en réserve sont devenus inadaptés : nous ne sommes plus en état chronique de pénurie. Il suffit de voir les rayons des supermarchés !

8. Combien de kilos peut-on espérer perdre avec le Régime CG ?

Tout dépend de votre « point de départ » et de votre motivation : prévoyez-vous d'augmenter votre activité physique ? Allez-vous choisir systématiquement les aliments dont la CG est très faible, pour fondre plus rapidement, ou juste modifier vos habitudes alimentaires pour mincir plus doucement ? Si vous cumulez nos conseils « minceur », vous pouvez espérer perdre jusqu'à une taille en une quinzaine de jours. En partie parce que vous allez dégonfler. Si vous êtes plus indulgent envers vous-même, vous finirez par perdre votre taille, mais en un mois à peu près. Dans tous les cas, les résultats vous étonneront.

9. Le Régime CG est-il compatible avec une vie sociale normale ?

Mais oui, il est même conçu pour cela. Tout simplement parce qu'il est né d'observations sur de vraies personnes dans la vraie vie ! Vous n'aurez aucune difficulté à choisir un menu « normal » au restaurant ou à profiter pleinement d'une invitation chez des amis. À la maison, toute la famille peut manger CG, c'est même vivement recommandé puisqu'il s'agit d'une alimentation 100 % adaptée à la physiologie. Et côté goût, parfum, saveur, petits et grands n'y verront que du feu. On vous l'a dit, on vous le répète : le Régime CG n'a rien d'une punition, vous le constaterez par vous-même dès le premier jour !

10. Et si vous faites un écart ?

Eh bien il n'y a pas mort d'homme. C'est la vie ! Que celui qui n'a jamais rêvé d'un éclair au chocolat ou d'une part de quiche vous jette la première pierre ! D'ailleurs, un écart par rapport à quoi ? Réajustez-vous calmement à vos tables CG et baissez vos unités CG pour le reste de la journée ainsi que le lendemain. Hop, ni vu ni connu, l'écart ! Évidemment, il ne s'agit pas de recommencer tous les jours. Mais l'époque où l'on se flagellait pour avoir cédé au péché de gourmandise est révolue, tout de même. Reprenons l'analogie du capitaine de bateau : si vous avez donné un coup de barre malencontreux, rectifiez le tir, votre (gracieux) cargo n'aura même pas eu le temps de dévier de sa trajectoire. Ne croyez pas qu'une petite douceur de temps à autre vous empêchera d'atteindre votre objectif. C'est peut-être même l'inverse : lorsqu'on est trop dur avec soi-même, trop strict, que l'on s'interdit systématiquement ses péchés mignons, arrive un moment où l'on se jette sur la moitié du rayon confiseries de la boulangerie du coin. C'est la vengeance de l'estomac ! Franchement, autant éviter d'en arriver là. Non aux frustrations ! Mais oui à la raison tout de même ! Un « écart » par définition, ce n'est pas quelque chose de quotidien, sinon cela s'appelle une « habitude ». Est-ce que nous nous faisons bien comprendre ?

11. L'exercice physique fait-il partie du Régime CG ?

Oui. Et en tout premier, la marche ! Marcher fait partie intégrante du régime CG. Certes, mettre un pied devant l'autre ne fait pas vraiment maigrir, mais c'est indispensable pour mieux gérer sa glycémie, car le muscle est un gros consommateur de sucre : plus vous marchez, plus il en brûle. Par ailleurs, bouger est indispensable pour perdre la graisse autour du ventre. Pour prouver aux sceptiques qu'on ne vous fait par « marcher » pour rien, sachez qu'il existe de très nombreuses études montrant qu'à alimentation égale, 60 minutes de marche soutenue par jour permettent de brûler beaucoup, beaucoup de glucides. Si vous montez et descendez les escaliers, c'est encore mieux, et si vous faites en plus quelques exercices de flexion des jambes, c'est carrément parfait. À retenir : les cuisses sont les muscles les plus volumineux du corps. Plus elles travaillent, ne serait-ce qu'en marchant, plus elles « pompent » de glucides. Et si vous considériez enfin les escaliers pour ce qu'ils sont vraiment, à savoir une véritable salle de gym totalement gratuite et ultra-performante ? Rien de tel que de grimper les étages pour se faire des fesses de Brésilienne !

12. Le Régime CG, c'est comme les sucres lents et les sucres rapides ?

Non. Bien que l'on trouve encore curieusement aujourd'hui ces termes (sucres lents, sucres rapides) dans les recommandations nutritionnelles officielles, on sait depuis un bon moment que cette notion de « rapidité » ne correspond à aucune réalité biologique et physiologique. En fait, tous les sucres (glucides) passent exactement à la même vitesse dans le sang, c'est-à-dire entre 20 et 30 minutes après le repas. Mais certains élèvent davantage la glycémie que d'autres. Ce fait a été objectivé depuis des années par des mesures scientifiques indiscutables !

Par ailleurs, ce que nous avons longtemps pris pour des « sucres lents », comme le pain ou le riz, ne le sont pas forcément. Certains de ces aliments se comportent en fait radicalement à l'inverse de ce que l'on imaginait jusqu'à présent. Ainsi, le riz blanc ou le pain blanc élèvent autant la glycémie que les bonbons ! Dire que nous en consommons chaque jour, croyant bien faire…

13. Quelle différence entre le Régime CG et le régime IG ?

L'index glycémique (IG) a mis en évidence que tous les sucres ne se valaient pas et que le goût sucré n'avait aucun rapport avec la qualité même du sucre. Ainsi, l'IG évalue la QUALITÉ des sucres dans un aliment. *Le régime IG express** obtient d'ailleurs d'excellents résultats… parce qu'il prend implicitement en compte la Charge Glycémique.

La charge glycémique (CG) va plus loin, rendant particulièrement concret, pratique et réaliste l'enseignement de l'IG. Elle se réfère à des portions réellement ingérées, prend en compte la teneur en fibres, les autres aliments du repas, replace le tout dans son contexte. Bref : la CG mesure leur QUANTITÉ de sucres effectivement assimilée par le corps.

La CG est basée sur l'IG. Elle vient le compléter en ajoutant une information majeure concernant la quantité de sucre effectivement absorbée par le corps. IG et CG sont donc 2 notions indissociables et complémentaires.

---

* Éditions Leduc.s

Le Régime CG est plus facile à mettre en pratique que le régime IG, pour 5 raisons :

1. **L'IG n'est pas toujours facile à comprendre.** La CG est limpide !
2. **L'IG peut varier d'une personne à l'autre.** La CG est plus fiable.
3. **L'IG peut être sujet à discussion.** Par exemple, l'IG de la pastèque est considéré comme « élevé » (donc à éviter) alors que celui d'une confiserie chocolatée est « moyen », donc théoriquement préférable à la pastèque, or celle-ci est bien plus riche en eau ! La CG remet les choses dans l'ordre et les points sur les « i » : la charge glycémique de la pastèque est incomparablement plus basse que celle de la barre chocolatée. Pour la ligne, mieux vaut croquer dans une tranche de pastèque !
4. **L'IG ne prend en compte qu'un aliment isolé**, par exemple les petits pois. Or, on avale rarement des petits pois seuls. On les mange avec du poulet, de la salade, du fromage, une crème caramel, etc. Et chaque élément de ce menu fait varier l'IG final du repas dont l'IG total est assez difficile à évaluer. Alors qu'avec la CG, il est facile de compter précisément le nombre d'unités avalées. Et donc de reposer la fourchette si vous vous estimez « dans le rouge » !
5. **L'IG dépend de très nombreux facteurs :** maturité des fruits, stockage, mode de cuisson… La CG c'est clair, net et précis : vous avez mangé une assiette de purée ? Vous avez donc avalé tant d'unités CG. Sans appel !

14. Pourquoi une glycémie trop élevée fait grossir ?

Le corps utilise les glucides des aliments comme carburant principal. À condition qu'il en ait besoin, c'est-à-dire que nous soyons suffisamment actif, physiquement et/ou intellectuellement ! Muscles et cerveau sont en effet de gros consommateurs de glucides. Mais lorsque nous mangeons trop d'aliments à CG élevée, nous apportons trop de sucre par rapport à nos besoins. Que se passe-t-il ? Les sucres alimentaires se transforment en glucose, lequel « passe dans le sang », élevant donc la glycémie (taux sanguin de glucose). Or, le sang doit conserver une composition constante, surtout pas trop « sucrée » car il baigne tous les organes. Pour retrouver des normes acceptables, notre pancréas se dépêche de fabriquer de l'insuline, l'hormone chargée de faire entrer le sucre dans les cellules. Le corps n'a alors pas d'autre choix que de transformer cet excédent de sucres en graisses, moins volumineuses car plus concentrées en calories. Il se débrouille pour que cela prenne le moins de place possible et soit stocké là où cela gêne le moins : dans nos capitons, nos cellules graisseuses ! Mais il y a d'autres risques. Plus la glycémie augmente, plus on s'expose à une multitude de maux allant du surpoids à l'hypoglycémie puis au diabète en passant par l'aggravation des risques cardio-vasculaires.

Le quadruple problème de l'insuline

L'insuline est une hormone vitale sécrétée par notre corps. Elle est la « clé » qui ouvre la « porte » de la cellule pour y faire pénétrer le sucre. Les diabétiques, qui n'en fabriquent pas assez (ou pas du tout), ont absolument besoin de s'en procurer d'une manière ou d'une

autre, généralement par le biais d'injections d'insuline (médicaments), et ce très régulièrement sous peine de problèmes de santé très graves.
Mais trop souvent sollicitée en raison d'une alimentation à CG élevée, l'insuline…

1. **... finit, à force, par moins bien fonctionner.** C'est ce qu'on appelle la résistance à l'insuline. Le pancréas doit en fabriquer de plus en plus pour obtenir un même résultat, c'est-à-dire baisser le taux de sucre sanguin. À long terme, si cette situation s'installe, on peut devenir diabétique.
2. **... fait grossir**, comme toutes les autres hormones qui nous aident à grandir et à assimiler les aliments ! C'est ce qu'on appelle un « facteur de croissance » : elle favorise la multiplication des cellules mais bloque aussi le processus de combustion des calories, c'est donc une hormone dite « de stockage ».
3. **... accélère le vieillissement** et « détraque » de nombreuses fonctions, y compris immunitaires. Mieux vaut rester dans la « norme » !
4. ... **favorise la rétention d'eau.**

Tout faux pour la ligne et la santé !

15. Faut-il jeter les calories à la poubelle ?

Non ! La CG ne ***remplace*** pas les calories, c'est un outil supplémentaire pour perdre plus vite et plus efficacement du poids.
On l'a vu dans l'introduction : compter uniquement les calories pour maigrir n'a pas grand intérêt.

Le régime amande !

Les amandes réputées caloriques sont fréquemment « interdites » dans les régimes classiques. Pourtant, consommées avec mesure, elles peuvent au contraire aider à perdre du poids ! Les scientifiques ont demandé à des femmes de consommer chaque jour 56 grammes d'amandes (soit 344 calories en théorie) pendant 10 semaines, puis de revenir à leur alimentation habituelle pendant 10 semaines. Résultat : pas un gramme pris, la diminution d'autres aliments (notamment riches en sucres, comme des barres chocolatées) et une confortable sensation de satiété. Par simple déduction mathématique, les chercheurs ont même pu calculer que l'apport calorique réel de ce « supplément » en amandes n'était pas de 344 mais de… 77 !

Comment est-ce possible ? La valeur calorique seule ne vaut pas grand-chose : il est impératif de mesurer la *biodisponibilité* de l'aliment, c'est-à-dire ce qui va finalement se retrouver réellement dans l'organisme après digestion. En effet, une large partie des graisses des amandes est en réalité éliminée sans avoir été assimilée.

On élimine 90 % de l'amande

Une équipe de chercheurs du King's College de Londres a évalué précisément le pourcentage véritablement assimilé de l'amande : on en digère environ 11 %, autrement dit on en élimine près de… 90 % ! Les scientifiques supposent que les graisses de l'amande sont piégées par ses propres fibres, et évacuées ensuite par les voies naturelles. Ce petit exemple concernant le « régime amande » n'est-il pas plus éclairant que d'interminables discours ?

Cependant, nier l'impact calorique serait tout aussi stupide que de ne considérer que lui. C'est évident : une alimentation trop calorique ne peut que faire grossir, et mieux vaut choisir, dans une même catégorie d'aliments, le moins énergétique des deux. Par exemple, un steak (160 cal/100 g) plutôt qu'une entrecôte (203 cal/100 g), une endive (8 cal/100 g) plutôt que des chips (544 cal/100 g), du fromage blanc à 0 % (44 cal/100 g) plutôt que de l'emmenthal (415 cal/100 g) !

16. Et les graisses alors ?

Les graisses sont plus caloriques que tout autre aliment, les surveiller reste impératif. D'autant que leur métabolisme est prioritaire : plus on mange de gras, plus on en stocke, ce qui n'est pas le cas avec les protéines et des sucres, pour lesquels l'organisme adapte plus ou moins ses capacités de combustion.

La qualité des graisses aussi importante que la qualité

Et puisque l'on parle des graisses, sachez que leur qualité est essentielle, autant pour la santé que pour la gestion du poids. À apport calorique égal, les oméga 3 aident à mincir : ils régulent la glycémie, ce qui est tout le propos du Régime CG. Tandis que les oméga 6 auraient plutôt tendance à favoriser le stockage.

LES ALIMENTS RICHES EN OMÉGA 3 ☺ (FAVORISENT LA PERTE DE POIDS)	LES ALIMENTS RICHES EN OMÉGA 6 ☹ (FAVORISENT LA PRISE DE POIDS)
Poissons « gras » (maquereau, saumon, hareng, truite, thon, anchois, sardine) Huiles de colza, de noix, de germe de blé Noix Mâche Œufs enrichis en oméga 3	Huile de pépins de raisin Huile de tournesol Margarines au tournesol Plats préparés et aliments renfermant les graisses ci-dessus

Note : les oméga 9 (huile d'olive, avocat, noisettes…) sont « neutres » de ce point de vue-là. En dehors de leur apport calorique bien réel (il faut en consommer avec mesure ! Ce n'est pas parce que l'huile d'olive est bonne pour la santé qu'elle l'est pour la ligne !), ils ne sont impliqués ni dans la perte ni dans la prise de poids.

17. À quoi servent les tables glycémiques ?

À nous faciliter la vie ! Pour distinguer les aliments qui élèvent beaucoup la glycémie de ceux qui la laissent stable, les chercheurs ont imaginé des tables, exactement comme les tables caloriques. Un aliment dit à « index glycémique élevé » fait beaucoup grimper la glycémie, un aliment à index glycémique bas, très peu. Encore fallait-il mesurer « combien ». C'est le rôle de la charge glycémique, qui détermine précisément l'impact d'un aliment sur la glycémie en prenant en compte tous les paramètres, ce qui n'avait jamais été fait jusqu'à présent. Elle intègre la quantité exacte de sucre présent dans l'aliment, mais aussi celle de fibres, d'eau (certains fruits et légumes en renferment jusqu'à 90 % !), tous ces éléments influençant l'assimilation du sucre. Le tout pour une portion donnée, et non le sempiternel « pour 100 g » qui ne correspond guère à la réalité : vous avez déjà mangé 100 g d'ail d'un seul coup, vous ? Il est également facile de comprendre que, par exemple, la vanille, constituée quasi exclusivement de sucre (elle ne renferme ni gras ni protéines) n'a guère d'impact sur la glycémie puisqu'on en utilise à peine quelques grammes.

LE RÉGIME CG EN PRATIQUE

10 bonnes raisons de se mettre au Régime express CG

Parmi les 1 001 bonnes raisons de suivre le Régime CG, voici les 10 meilleures.

1. Il est facile

Rien de plus simple à mettre en œuvre que le régime CG. Il n'y a rien à peser, pas à réfléchir spécialement à la composition de ses menus, aucun aliment n'est interdit ou obligatoire. Pendant les 15 jours de « prise en main » du régime CG, vous choisissez simplement parmi les aliments à CG basse : votre perte de poids sera ainsi évidente, vous expérimenterez très vite les effets de l'alimentation CG. Par la suite, nous vous suggérons vivement de rester le plus souvent dans la « CG basse », même si vous pouvez vous autoriser de temps à autre des petites incursions dans la « CG moyenne et élevée ». Mais temporaires et raisonnées, merci ! Quand on a compris le principe, vraiment simple, il n'y a plus qu'à…

2. Il est antifringale

Les études montrent que consommer des aliments à CG élevée empêche l'organisme de réguler correctement le poids corporel. Ces aliments favorisent le grignotage voire les fringales, et imposent un « ravitaillement » régulier et fréquent. En outre, ils entravent les capacités du corps à mobiliser les calories pour les brûler. Bref : non seulement ils font grossir mais en plus ils empêchent de maigrir. Tout l'inverse des aliments à faible CG !

3. Il favorise la combustion des calories

Contrairement à l'immense majorité des régimes habituels (y compris les diètes protéinées), le régime CG n'est PAS hypocalorique. Cela signifie que l'on mange à sa faim et que l'on apporte à l'organisme tout ce dont il a besoin, sans restriction ni frustration. Ce point est essentiel car l'on sait depuis longtemps maintenant que les régimes « basses calories » se terminent généralement par un échec. Lorsqu'il est rationné, le corps se met automatiquement en mode « veille » et brûle moins de calories au quotidien, y compris pour sa simple « maintenance ». Il se sent pris au piège, craint la famine et déploie tout un arsenal très sophistiqué pour que l'on ne puisse pas mincir. Il est quasiment impossible de lutter contre lui dans ce cas. À terme, manger insuffisamment est donc toujours un mauvais calcul. Rien de tout cela avec le régime CG : le corps ne se sent pas en danger et on l'amène en douceur à brûler ses calories superflues.

4. Il n'est pas cher

Encore une bonne nouvelle, a priori sans lien direct avec votre silhouette et pourtant... Une alimentation bon marché a nettement plus de chances d'être suivie sur le long terme, qu'un régime ponctuel et hors de prix. Allez voir en boutique les tarifs des barres protéinées, des substituts de repas en tout genre, des aliments allégés, des pilules minceur, et comparez avec ceux d'une boîte de lentilles, d'un pavé de cabillaud surgelé, d'un paquet de flocons d'avoine ! Alors ?
Attention, ne confondez pas ! Nous ne sommes pas en train de vous inciter à acheter des produits « premiers prix » ni vous pousser vers des promos de packs de yaourts. C'est même l'inverse ! Nous vous invitons à préférer des aliments de qualité, mais basiques (« bruts »), les moins transformés possible. Ce qui n'empêche en aucun cas de profiter des surgelés, boîtes de conserve et autres astuces « express » pour vous faciliter la vie. Mais pas n'importe lesquels et pas n'importe comment !

5. Il est précis

Le régime CG est ultra-précis car il mesure la charge glycémique effective d'un aliment, pour une portion réaliste. Si vous doublez la portion, par exemple si vous mangez 2 oranges au lieu d'une (on se demande bien pourquoi), il ne vous reste qu'à doubler le total CG. Ce simple calcul était impossible à réaliser avec l'index glycémique (IG).

6. Il n'y a rien à calculer

Justement, parlons-en, de calcul : nous nous sommes occupées de tout. Reportez-vous à la table CG de ce livre pour vérifier si vos aliments favoris sont compatibles avec le régime CG. Si ce n'est pas le cas, ne paniquez pas, ne jetez pas tout à la poubelle. Veillez simplement à les supprimer pendant 2 à 3 semaines, afin de bien démarrer votre perte de poids. Par la suite, lorsque vous serez habitué à votre nouvelle alimentation CG, vous pourrez en consommer à nouveau, en petite quantité de temps à autre.

7. Il est bon pour la santé

Pour fonctionner de manière optimale, l'organisme a besoin d'un taux de sucre sanguin stable. Tout le monde connaît *l'hypoglycémie* (pas assez de sucre dans le sang) : elle est transitoire, ne dure jamais longtemps puisqu'elle provoque de vrais malaises et des creux dans l'estomac, nous précipitant vers de la nourriture, de préférence sucrée pour rehausser très vite la glycémie. En revanche, *l'hyperglycémie* (trop de sucre dans le sang) est bien plus pernicieuse : aucun symptôme décelable, aucun malaise, on se sent bien. Mais à l'intérieur, le sang trop sucré ne convient pas du tout aux organes, notamment aux reins, aux yeux, aux nerfs, au cerveau… qu'il finit par endommager. Par ailleurs, toutes ces molécules de sucre, désœuvrées, viennent se coller aux graisses et aux protéines pour former ce qu'on appelle une réaction de Maillard. C'est la glycation, phénomène réputé pour accélérer le vieillissement et favoriser toutes sortes de maladies, des plus bénignes aux plus graves : surpoids, obésité, syndrome métabolique, diabète, hypertension artérielle, hypercholestérolémie, maladies cardiaques voire certains cancers, vieillissement accéléré de l'œil, syndrome polykystique ovarien pour les femmes.... Sans compter qu'une glycémie stable permet de mieux se concentrer, de mieux travailler, favorise la mémoire et l'humeur constante, bref : le régime CG rend mince, en bonne santé, intelligent et heureux !

8. Il est simple à adapter

Où que l'on soit – restau, amis, chez soi, snacking même – une fois les principes intégrés, la mise en pratique est un jeu d'enfant. La simplicité réside dans la large variété possible d'aliments CG « régime-compatibles ». Une invitation à dîner ? Aucun souci ! Il y a toujours moyen de manger « CG bas » !

9. Il est antiacné

C'est la toute dernière (bonne) surprise des récentes recherches : le régime CG aide à se débarrasser des boutons ! Ou, plus exactement, à réduire la sévérité des lésions chez les personnes présentant une forte acné. Personne ne sait exactement pourquoi ni comment, mais les faits sont là. Si vous n'êtes pas concerné, merci de faire passer le message à ceux de votre entourage qui en auraient besoin !

10. Il est riche en vitamines et oligo-éléments

Les aliments du régime CG renferment de nombreuses substances antikilos permettant une meilleure utilisation des glucides par le corps. Quelques exemples pour mieux comprendre l'importance de diversifier son alimentation dans le régime CG.

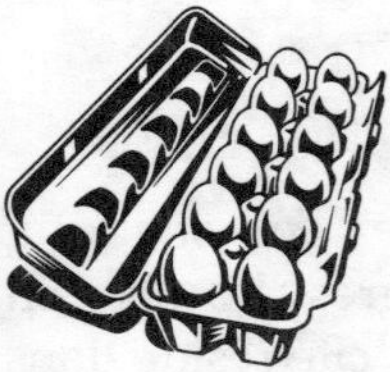

œuf

Carnitine : rend l'insuline + efficace

Zinc : régularise le taux de sucre dans le sang

orange

Vitamine C : indispensable à la bonne utilisation des calories

Pectine : fibres douces « antisucre »

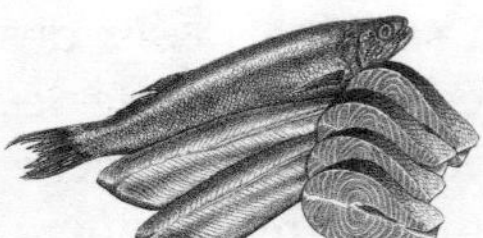

saumon

Oméga 3 : rend l'insuline + efficace

Protéines : « antisucre »

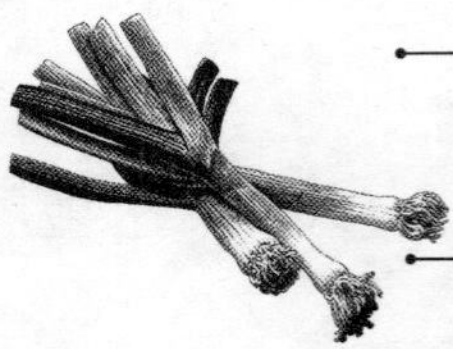

poireau

Vitamine B6 : permet la combustion des calories

Potassium : facilite le bon fonctionnement de l'insuline. Anti-rétention d'eau.

Quel nutriment fait quoi dans le Régime CG ?

Acide lipoïque

- **C'est quoi ?** Acide soufré, « antioxydant universel »
- **Son rôle dans le régime CG :** rend l'insuline plus efficace
- **Les meilleures sources :** brocoli, épinard, bœuf

Arginine

- **C'est quoi ?** Acide aminé (un morceau de protéine)
- **Son rôle dans le régime CG :** rend l'insuline plus efficace
- **Les meilleures sources :** riz brun, chocolat, noix, produits laitiers, viande

Calcium

- **C'est quoi ?** Oligo-élément
- **Son rôle dans le régime CG :** rend l'insuline plus efficace chez certains
- **Les meilleures sources :** eau minérale riche en carbonate de calcium (Salvetat), produits laitiers, amandes, légumes verts à feuilles, choux, cresson, sardines en boîte (avec arêtes)

Carnitine

- **C'est quoi ?** Acide aminé (un morceau de protéine)
- **Son rôle dans le régime CG :** rend l'insuline plus efficace
- **Les meilleures sources :** viande, poisson, œuf, laitages

Chrome

- **C'est quoi ?** Oligo-élément
- **Son rôle dans le régime CG :** rend l'insuline plus efficace, régularise le taux de sucre sanguin, antifringale
- **Les meilleures sources :** fruits de mer, foie, œuf, thym, céréales complètes

Coenzyme Q10

- **C'est quoi ?** Antioxydant
- **Son rôle dans le régime CG :** rend l'insuline plus efficace chez certains
- **Les meilleures sources :** sardine, bœuf (cœur), épinard, cacahuète

Glutathion

- **C'est quoi ?** Protéine. L'antioxydant le plus actif de notre corps
- **Son rôle dans le régime CG :** rend l'insuline plus efficace
- **Les meilleures sources :** le glutathion est fabriqué par toutes nos cellules à partir d'acides aminés, de vitamines, de minéraux…

Magnésium

- **C'est quoi ?** Oligo-élément
- **Son rôle dans le régime CG :** une déficience (chez 2/3 de la population) favorise l'insulinorésistance (mauvais fonctionnement de l'insuline)
- **Les meilleures sources :** eau minérale riche en magnésium (Hépar), fruits et légumes, amande, noix, noisette, chocolat noir, pain complet, agrumes, pomme

Oméga-3

- **C'est quoi ?** « Bon gras »
- **Son rôle dans le régime CG :** rend l'insuline plus efficace
- **Les meilleures sources :** poissons gras (saumon, maquereau, hareng, sardine…), huiles de colza et de noix, noix, graines de lin

Potassium

- **C'est quoi ?** Oligo-élément
- **Son rôle dans le régime CG :** une déficience favorise l'insulinorésistance (mauvais fonctionnement de l'insuline)
- **Les meilleures sources :** tous les fruits et légumes, frais (tomate, pomme de terre avec peau) ou secs (surtout lentille), levure de bière, abricot, banane, saumon, foie, volaille

Taurine

- **C'est quoi ?** Acide aminé (un morceau de protéine)
- **Son rôle dans le régime CG :** rendrait l'insuline plus efficace
- **Les meilleures sources :** produit à partir des acides aminés méthionine et cystéine (viande, poisson, œuf, laitages)

Vanadium

- **C'est quoi ?** Oligo-élément
- **Son rôle dans le régime CG :** participe à l'efficacité de l'insuline
- **Les meilleures sources :** fruits de mer, champignons, fruits et légumes, épices

Vitamine B6

- **C'est quoi ?** Vitamine
- **Son rôle dans le régime CG :** permet la combustion des calories car convertit le sucre stocké (glycogène) en énergie
- **Les meilleures sources :** poisson, céréales complètes, germes de blé, levure de bière, légumes verts, fruits

Vitamine B8

- **C'est quoi ?** Vitamine
- **Son rôle dans le régime CG :** indispensable au métabolisme des glucides
- **Les meilleures sources :** œuf, céréales complètes, levure de bière, riz brun, fruits, noix

Vitamine C

- **C'est quoi ?** Vitamine
- **Son rôle dans le régime CG :** antifatigue, indispensable à la bonne utilisation des calories, antioxydante (réduit la glycation – voir p. 46)
- **Les meilleures sources :** tous les végétaux, surtout choux, kiwi, fruits rouges, agrumes, tomate, poivron. Crudités +++ (la vitamine C est détruite à la cuisson)

Vitamine E

- **C'est quoi ?** Vitamine
- **Son rôle dans le régime CG :** antioxydante, indispensable à la bonne utilisation des calories
- **Les meilleures sources :** huiles végétales, germes de céréales, certains légumes verts et fruits, soja

Zinc

- **C'est quoi ?** Oligo-élément
- **Son rôle dans le régime CG :** une déficience (chez 80 % de la population), favorise l'insulinorésistance (mauvais fonctionnement de l'insuline). Régularise le taux de sucre dans le sang
- **Les meilleures sources :** fruits de mer (surtout huître), viande, poisson, jaune d'œuf, levure de bière, noix de cajou, cacahuète

Une portion, c'est quoi exactement ?

La CG d'un aliment, c'est essentiel. Mais la quantité consommée compte tout autant.

Les bases

- Regardez votre assiette. La quantité de viande (œuf ou poisson) ne doit jamais être supérieure à celle des légumes.
- Ne préparez pas plus qu'il ne faut. C'est le meilleur moyen de ne pas en reprendre.
- Écoutez votre appétit. Ne mangez pas plus qu'à votre faim.
- Au restaurant ou chez des amis, si le plat repasse, ne vous resservez pas.
- La stratégie des petites portions est payante : vous pouvez ainsi manger vos aliments adorés sans aucune culpabilité.
- 1 cuillère à café, ce n'est pas 1 cuillère à soupe. 100 g de poisson, ce n'est pas 300 g, etc. Lisez bien les recettes, sinon vous risquez de consommer du simple au double voire au triple. Et là, ce n'est pas du tout la même chose, même si ce sont de « bons » aliments ! D'un point de vue calorique, faites le calcul sur 1 an, 3 ans, 10 ans. La différence en termes d'apports caloriques sera tout simplement énorme.
- Il n'y a pas d'un côté la faim (creux dans l'estomac), de l'autre le ventre au bord de l'éclatement. Non : au milieu, il y a la sagesse !
- Ne vous fiez jamais aux photos sur les emballages ni aux idées marketing type « 4 biscuits emballés pour emporter avec soi » : ces « portions » n'ont pas été calculées par des nutritionnistes désintéressés mais par des vendeurs, les fabricants. Si vous

n'avez faim que pour 2 biscuits, ne mangez pas les 2 autres.

- Les enfants de moins de 12 ans mangent moins que les adultes. Les ados mangent souvent plus.
- Les enfants de 4 à 6 ans mangent environ 2 fois moins que leur grand frère/grande sœur.
- En cas de grosse faim, augmentez la quantité de lentilles, de pois chiches ou de légumes.
- Les enfants savent très bien réguler leur appétit jusqu'à l'âge de 3 ans. Ensuite, hélas, comme les adultes, plus on en met dans leur assiette, plus ils mangent… Respectez leurs besoins : ½ fruit suffit, ½ steak haché, etc., ne les habituez pas à manger trop.

Le détail

Au cœur de votre assiette et de votre verre, ayez l'œil. N'importe lequel de nos aliments « minceur » peut faire grossir si l'on en mange trop, même les haricots verts !

- **1 portion de viande/poisson/œufs c'est…**
  - 100 à 150 g de viande, de volaille ou de poisson ;
  - 2 à 3 œufs (selon taille)
- **1 portion de légumes c'est…**
  Environ 120 à 150 g soit…
  - 1 saladier moyen (une petite poignée de salade)
  - 1 tomate moyenne
  - 5 tomates cerise
  - 1 courgette
  - 3 cuillères à soupe bien bombées de légumes, crus ou cuits
  - 100 g de patate douce

- **1 portion de fruits c'est…**
  Environ 120 à 150 g soit…
  - 1 fruit moyen (pomme, poire, orange)
  - 2 petits (clémentines, prunes)
  - 1 barquette de fruits rouges
  - 1 petite grappe de raisin
  - 1 belle tranche d'ananas ou de melon d'eau
  - 3 cuillères à soupe de fruits cuits

Remarque pour les fruits et légumes : *le plus simple est de compter en poing fermé. 5 portions = 5 poings fermés. Les mains des enfants sont plus petites : ils doivent manger moins, c'est normal !*

- **1 portion de céréales, féculents, légumes secs, c'est…**
  Environ 80 à 150 g (selon), soit…
  - 1 petit bol de céréales complètes
  - 1 tranche moyenne de pain complet
  - 2 à 3 pommes de terre
  - 3 cuillères à soupe très bombées de pâtes cuites
  - 3 cuillères à soupe très bombées de haricots secs ou de lentilles
  - 3 cuillères à soupe très bombées de riz cuit
  - 3 cuillères à soupe très bombées d'orge
  - 1 cuillère à soupe rase de graines ou de cerneaux de noix
- **1 portion de produit laitier c'est…**
  - ¼ de camembert
  - 1 Carré frais
  - 1 pot de yaourt ou de fromage blanc
- **1 portion de graisse c'est…**
  - 2 cuillères à soupe d'huile
  - un petit peu de beurre le matin sur les tartines (environ 10 à 20 g)
- **Et l'eau ?**
  - 8 verres/jour

Les 10 meilleurs alliés du régime CG

1. Les fruits et les légumes

Non seulement leur CG est systématiquement basse, voire très basse, mais en outre ils regorgent d'une multitude de composés essentiels pour maigrir et ne pas regrossir. Des fibres (qui calent), des vitamines et minéraux (qui aident le corps à utiliser au mieux les aliments, et facilitent la combustion des calories), des polyphénols (remarquables composants protecteurs agissant également sur de discrets – mais puissants – leviers minceur), etc. Mention spéciale pour les brocolis, les épinards, les oignons et les pommes, dont la composition spécifique les hisse au rang convoité de vrais modèles CG. Et pendant qu'on mange des fruits et légumes, on ne mange pas autre chose !

2. Les lentilles, les haricots

Une valeur sûre de vos placards, qu'ils soient en boîte ou, mieux encore, à cuire soi-même. Mais les purées de pois au rayon frais ou surgelés, ça marche aussi ! Ce sont des bases, des incontournables CG. Certes ils renferment pas mal de glucides, mais les leurs sont spécialement bien accueillis par l'organisme.

Zoom sur les céréales

Riz brun, pâtes complètes, pains spéciaux aux céréales… bienvenus à condition qu'ils soient complets, c'est-à-dire « marrons », avec leurs fibres et leurs minéraux. Mais même ainsi, les céréales restent à consommer avec modération !

Quant au pain blanc, riz à cuisson rapide, farine raffinée, tous sont à éviter car à CG élevée, voire très élevée. Contrairement aux idées reçues, les céréales « ne remplacent pas » les légumes secs : leurs amidons sont d'une tout autre nature, moins adaptés au régime CG. Cela ne les empêche pas d'être de bons aliments, bien sûr, mais à ne pas consommer aveuglément. Mention spéciale pour le riz basmati, dont la composition et le mode de culture le rendent digne du régime CG. C'est oui !

3. Les « bons gras »

Dans votre placard, de l'huile d'olive, de l'huile de colza et, si vous le souhaitez, de l'huile de noix : vous devez consommer environ 2 à 3 cuillères à soupe d'huile végétale par jour, toutes préparations comprises (salades, plats, etc.). Ni plus, ni moins ! Dans votre réfrigérateur, du bon beurre pour une utilisation réservée quasi-exclusivement aux tartines du matin, et en quantité raisonnable. On l'a dit, on le redit : le régime CG ne mesure que l'impact des glucides alimentaires. Or, c'est l'ensemble de l'assiette qui compte. Ne ruinez pas tous vos efforts en choisissant de « mauvaises graisses » ! Celles que nous vous proposons ne sont pas moins caloriques que les autres, mais elles sont indispensables à la santé, et favorisent même le processus minceur du corps. Mais oui !

4. Le poisson, la volaille

Ce sont les deux meilleures sources de protéines animales (à condition d'éviter de dévorer la peau des volailles, même si elle est appétissante !). Coup de chapeau au cabillaud, dont le profil minceur est tout simplement parfait. Cela dit, la viande rouge maigre (steak), le jambon, les œufs restent des aliments intéressants, notamment dans le cadre de la diversification alimentaire, un point essentiel ! Veillez juste à les consommer un petit peu plus rarement (1 à 2 fois par semaine suffisent). Mais ne les bannissez pas complètement, ils apportent eux aussi de précieux composés.

5. Les fruits de mer

Ils sont bourrés de chrome, et le chrome, c'est LE minéral CG, celui qui aide l'insuline à faire son travail. Si vous aimez les huîtres, les praires et autres coquillages, n'hésitez pas à vous offrir une assiette de la mer de temps à autre. Sans mayonnaise, évidemment…

6. L'eau

Avec le thé, c'est la seule boisson adaptée lorsqu'on prend soin de sa ligne. Idéale pour hydrater chacune de nos cellules et drainer les déchets, elle apporte en outre des minéraux, comme le magnésium et le calcium, impliqués dans le processus minceur. Le tout pour zéro calorie ! En revanche, toutes les boissons sucrées sont déconseillées, y compris les « light » ; même si ces dernières n'apportent pas de calories, elles peuvent perturber l'équilibre alimentaire. Quant à l'alcool, il est presque autant calorique que le gras ! C'est non, bien sûr, pendant vos 4 semaines de régime CG, ou en tout cas pendant les 15 premiers jours « starter ». Si vraiment vous craquez, préférez un petit verre de vin, de temps à autre. On ne dira rien.

7. Le thé (surtout vert ou oolong)

Mêmes atouts que l'eau (surtout si vous préparez votre thé à l'eau minérale), le thé ajoute sa petite touche personnelle : de précieux composés ayant prouvé leur efficacité pour faire baisser la glycémie après un repas. Parmi leurs spécialités, ils bloquent l'activité de l'amylase, l'enzyme qui transforme l'amidon en sucres « rapides ». En plus de ses multiples bienfaits sur la santé, il serait dommage de se priver de ce véritable coup de pouce minceur !

8. Le soja

Si vous n'avez pas encore goûté le lait de soja ou le tofu, pourquoi ne pas essayer ? Les études montrent que les protéines et les isoflavones de soja aident à équilibrer la glycémie.

9. Le vinaigre et le citron

Tous deux acides, ils ont prouvé depuis longtemps leur aptitude à réduire la glycémie après le repas. Ajouter un filet de jus de citron ou de vinaigre un peu partout sur vos plats n'alourdira guère la facture calorique mais allégera assurément la facture glycémique !

10. La cannelle

Elle renferme un composé aussi étonnant qu'unique, le HMCP, dont la faculté tout à fait géniale de rendre notre insuline plus efficace mérite d'être connue. On a donc besoin d'en produire moins pour un même résultat. Exactement l'inverse de la « résistance à l'insuline » ! Posez le flacon de cannelle sur la table, et saupoudrez-en vos salades de fruits, fromage blancs et… pourquoi pas quelques plats salés ?

25 conseils allégés qui ne coûtent pas plus ch

1. **Retrouvez vos sensations naturelles :** « j'ai faim », « je n'ai pas faim ». Si, si, elles existent, simplement vous ne les entendez pas. Lorsque vous étiez enfant, vous saviez très bien refuser de manger lorsque vous n'aviez pas faim. Vous pourrez très bien y parvenir à nouveau aujourd'hui.

2. **Soyez plus physique toute la journée**, même si vous ne pratiquez pas de sport proprement dit. Marchez, montez les escaliers, battez les œufs à la main et non au fouet électrique, rallongez votre chemin d'un tour de pâté de maisons avant de rentrer, passez dire bonjour au collègue du bout du bureau plutôt que de lui envoyer un mail, en attendant le métro faites les 100 pas sur le quai, etc. Ce sont les petits gestes qui donnent les plus grands résultats.

3. **Considérez les aliments pour ce qu'ils sont** : ni plus, ni moins. Ni moins, car ce ne sont pas de vulgaires comestibles destinés à vous « boucher un coin », mais un moment de partage, de plaisir, pour se faire du bien sans se faire de mal. Ni plus, car ils ne doivent pas être des substituts, c'est-à-dire remplacer l'amour, la haine ou combler des émotions d'un tout autre ordre qu'alimentaire. Si vous avez un problème avec votre conjoint, ce n'est pas en vous goinfrant de gaufrettes vanille ni de fromage blanc, fût-ce à 0 %, que les choses vont se régler. Au contraire, vous aurez très bientôt

un second problème sur les bras, autrement plus difficile à le gérer celui-là. Essayez de faire le tri entre vos émotions et d'y apporter une réponse appropriée. Ça ne va pas avec quelqu'un ? Allez lui parler, ou discutez-en avec votre meilleur ami. Vous êtes énervé, anxieux ? Prenez un bain ou faites un tour, plutôt que de hanter la cuisine. Vous avez envie de désintégrer votre chef ? Faites-le (c'est imagé...) plutôt que de reporter votre haine sur vous-même, rageusement, à coups de pain au chocolat.

4. **Mangez des fruits et légumes chaque jour**, à chaque repas. Non ce n'est pas si difficile que ça, des tas de gens parfaitement normaux y parviennent sans aucune difficulté. C'est une question d'habitude, rien de plus.

5. **Rythmez vos prises alimentaires** : normalement, 3 repas suffisent. Si vous avez faim entre deux, mangez un peu plus à table. Ou rajoutez une collation structurée (un petit repas, par exemple 1 tranche de pain aux céréales + 1 tranche de jambon + 1 fruit) mais en tout cas ne grignotez pas toute la journée.

6. **Méfiez-vous de toutes les boissons sucrées**. Cela inclut les jus de fruits (même si la plupart sont sains, ils n'en sont pas moins caloriques !) mais aussi les sodas, y compris sans sucre. Dans votre cas, les seules et uniques boissons devraient être l'eau, le thé et le café sans sucre (ni sucrette) bien que la caféine ne soit pas forcément une alliée antikilos pour tous, contrairement à ce que l'on imagine souvent.

7. **Choisissez bien vos graisses et consommez-en peu**. Mais surtout, ne vous en privez pas, le résultat serait catastrophique, y compris sur votre silhouette !

8. **Mangez le plus « nature » et « brut » possible**. Moins l'aliment est transformé, mieux cela vaut. Dans l'idéal, n'achetez aucun plat tout préparé, faites tout vous-même… mais simplement ! Un filet de citron ou d'huile d'olive, un petit peu d'épices ou d'herbes suffisent à assaisonner un poisson ou des légumes rapidement cuits à la vapeur. C'est vraiment l'un des secrets minceur essentiels.

9. **Si vous prenez des compléments alimentaires** « stop-graisse », « antifringale » ou autres, pourquoi pas (certains peuvent vraiment donner un coup de pouce), mais n'imaginez surtout pas qu'ils remplaceront une « réforme alimentaire ». Vous iriez au-devant de graves déceptions.

10. Vous avez l'impression de ne pas vous en sortir seul ? **N'hésitez pas à consulter, un médecin nutritionniste ou un psychologue**, selon vos besoins. Cette démarche n'a rien de honteux, au contraire, elle prouve que vous êtes lucide et que vous connaissez vos limites. Il suffit parfois de quelques séances pour retrouver l'équilibre, et une aide bienveillante ne fait jamais de mal pour y parvenir. D'autant que ces professionnels sont là pour ça : aider les autres est leur métier.

11. **Non aux grosses portions (voir p. 54)**. Entendons-nous bien : le régime CG n'est pas une baguette magique. Il s'agit d'un outil supplémentaire

pour mieux maîtriser son assiette, notamment en consommant des aliments qui rassasient pendant longtemps sans malmener la glycémie. Il est bien évident que surveiller le reste de ses apports reste obligatoire. Doucement sur les graisses – même les « bonnes », telles que l'huile d'olive, sont très caloriques ! –, petites portions bienvenues, etc. Sachez raison garder. Ce n'est pas parce qu'on dit « sans restriction, sans calcul, sans frustration » qu'il faut entendre « banquet à tous les étages ». D'ailleurs, en privilégiant systématiquement les aliments CG bas, vous n'aurez ni envie ni besoin de manger trop, votre appétit se régulera de lui-même, et ce dès le PREMIER repas.

12. **Ne focalisez pas exclusivement sur la CG**. La CG a ses limites, comme tout mode de calcul, comme tout outil minceur. Ainsi, même si les cacahuètes ont une CG parfaite, elles restent hypercaloriques, il n'est donc pas question d'en grignoter toute la journée ! D'où notre tableau clair et détaillé en p. 200 pour faire des choix éclairés.

13. **Méfiez-vous des fast-foods**. À moins que vous y commandiez des salades, et encore, leur composition peut être discutable, surtout si vous prenez de la sauce. Mais pas seulement ! Par exemple saviez-vous que les carottes « fast-food » étaient sucrées au glucose ? Le glucose est LE sucre ayant la CG la plus élevée ! Non, non et non ! Plusieurs études menées sur ce sujet sont sans équivoque. Notamment Cardia, travail mené sur 15 ans, qui montre que fréquenter les fast-foods 2 fois par semaine fait clairement grossir et induit des changements métaboliques qui ne peuvent

qu'aggraver le surpoids au fil du temps. Cependant, pas d'anti-américanisme primaire, restons lucide : manger des hot-dogs mayo ou des quiches à tour de bras au bon vieux bistrot du coin ne vaut guère mieux.

14. **Ne fondez pas trop d'espoir sur les allégés**. La plupart n'ont aucune utilité pour mincir, bien qu'ils soient généralement moins caloriques que leur équivalent classique. Ce n'est pas toujours le cas, par exemple le chocolat allégé en sucre… est plus riche en graisses donc plus calorique ! La bonne blague ! De nombreuses études concluent à cette inefficacité, y compris le fameux travail français Suvimax. Si vous aimez certains produits allégés, pourquoi ne pas les consommer, mais n'en attendez aucun résultat silhouette ! Une exception : les produits laitiers pour cuisinier (crème, lait, fromage), d'ailleurs pionniers dans ce domaine. Autant le fromage allégé en général est discutable d'un point de vue goût, sur un plateau « du terroir », autant en cuisine ou quand il est frais (Carré frais ou St Môret 0 % par exemple), c'est une bonne idée de le choisir systématiquement allégé. Même chose pour la crème ou le lait, qui apporteront la touche souhaitée (couleur, douceur) pour moitié moins de calories. Cuisinez malin !

Et pendant les fêtes ou en cas d'invitation ?

15. **Entrez en guerre contre les « 200 calories de trop »**. Dites-vous bien que c'est au quotidien que la bataille se gagne (ou se perd). Que les « petites bricoles qu'on avale » font les « gros kilos dont on ne parvient pas à se débarrasser ». Une période à haut

risque est celle des fêtes de Noël. Non parce que l'on mange beaucoup au réveillon – avouez que cela arrive bien d'autres fois dans l'année, sans que l'on y prenne forcément garde. C'est plutôt parce que l'on va finir les restes le lendemain, recommencer chez des amis, enchaîner sur une part de galette des rois suivie de quelques pâtes de fruits parce que bon, arrosée d'un bon chocolat chaud – avec le froid qu'il fait dehors… Bref, comprenez bien qu'en consommant ne serait-ce que 200 calories en trop chaque jour, pendant ce mois à « haut risque », on peut facilement prendre 3 kilos. Et 200 calories, c'est quoi ? Vous constatez facilement avec nos 10 exemples qu'on les avale sans y penser, surtout lorsque l'aliment concerné est riche en alcool (ex : Baileys), ou en gras + sucre (ex : gâteaux). En revanche, vous remarquerez aussi facilement que grignoter quelques tronçons de céleri à l'apéritif ne mettra guère votre silhouette en péril !

200 calories =

- Céleri : 1,425 kg
- Brocoli : 588 g
- Carotte : 570 g
- Melon : 553 g
- Oignon : 475 g
- Petits pois : 357 g
- ☺ Verre de lait (entier) : 333 ml
- Kiwi : 328 g
- Vinaigre : 200 ml
- Thon au naturel : 200 g
- Pomme de terre cuite au four : 200 g
- Pomme : 200 g (= 2 pommes)
- Haricots secs : 186 g

😐
- Oeufs : 150 g
- Pâtes (cuites) : 145 g
- Avocat : 125 g
- Thon à l'huile : 102 g
- Pain complet (ou aux grains de céréales) : 90 g
- Abricots secs : 83 g

☹
- Muffin aux fruits rouges : 72 g
- Bailey's (Irish Cream) : 60 ml
- Donut : 52 g
- Barre chocolatée : 41 g
- M&M : 40 g
- Truffes au chocolat : 2 truffes (40 g)
- Sablés au beurre : 39 g
- Chips : 37 g
- Mélange de noix, noisettes and co (apéritif) : 33 g
- Beurre : 28 g
- Huile de colza, d'olive : 23 g

☺= oui, oui, oui !
😐= Consommer avec modération
☹= Attention !

16. **Faites des économies**. Devenez radin, comme nous y invite la pub. N'achetez pas tout ce qui vous fait envie. Concentrez-vous sur ce que vous préférez. Cela s'appelle le contrôle de soi (et de sa carte bleue). Du coup, ce que vous allez déguster vous paraîtra encore meilleur. N'est-ce pas là le but du jeu ?

17. **Évitez de vous resservir ou, en tout cas, attendez au moins 10 minutes** avant de craquer effectivement pour en « reprendre un peu ». C'est le temps nécessaire à l'estomac pour réaliser qu'il est « plein ».

18. Corollaire du point précédent : **mangez lentement**. Mâchez bien. Les calories englouties à toute vitesse au début du repas n'ont pas le temps d'être comptabilisées (ne rêvez pas, elles le seront plus tard, à l'heure du bilan calorique quotidien !). On peut manger à peu près 3 bœufs et 16 kilos de frites sans s'en rendre compte. C'est embêtant.

19. **Loin du buffet, loin de la bouche**. Ne restez pas planté près des petits fours. Tout comme les piliers de bar, les piliers de snacking ne donnent rien de bon.

20. **N'arrivez pas affamé à un dîner**. D'une manière générale, ne sortez pas de chez vous le ventre vide, car les sirènes de l'éclair au café ou l'appel du bol de cacahuètes seront irrésistibles. Tandis que si vous les affrontez avec déjà un œuf dur ou une tranche de jambon dans l'estomac, leur musique vous paraîtra bien moins douce.

21. **Évitez l'alcool, surtout le ventre vide**. Commencez toujours par un grand verre d'eau pétillante : lui aussi donne une contenance et permet de « trinquer », même s'il faut généralement expliquer son choix : « Non, je ne suis pas malade ni au régime, je me réserve simplement pour la suite. » Et la suite, justement, c'est un verre de vin rouge maximum pour tout le repas. Là encore vous pourrez vous justifier, le cas échéant : « J'ai déjà pris un apéritif, je préfère éviter les mélanges. »

22. **Si c'est vous la puissance invitante, proposez des petits bâtonnets de crudités** à la place des canapés ultragras et salés, franchement dépassés. Non

seulement c'est bon pour vous, mais en plus vous rendrez service à vos invités. Surtout à tous ceux qui sont dans votre cas, et ils sont légion !

23. **Ne gavez pas vos invités sous prétexte que vous les aimez**. L'amour ou l'amitié n'ont rien à voir avec la quantité. Vous êtes réunis pour échanger, plaisanter, vous « voir », pas faire un concours de bière ou de hot-dogs. Encore une fois, ne confondez pas tout ! De même, si c'est vous l'invité, ne reprenez pas plusieurs fois du plat pour « faire plaisir à votre hôte » : complimentez-la (le) sur ses qualités culinaires, c'est suffisant. Si vous implosez dans son salon, cela ne lui fera pas spécialement chaud au cœur.

24. Aujourd'hui, il est très tendance de proposer des montagnes de clémentines, de litchies (en hiver) ou de fruits rouges (en été) **au moment du dessert**. Tant mieux ! Succès garanti. Et franchement facile à préparer en plus ! C'est joli, plein de couleurs, de formes, de saveurs, et personne n'y trouve à redire. Au contraire, n'avez-vous pas déjà vous-même affirmé en rentrant d'une soirée : « Les fruits, en dessert, quelle bonne idée, c'est léger ! »

25. **Sortez de la logique de privation, d'interdit**. C'est le plus court chemin pour rater un régime. D'ailleurs, les nutritionnistes d'aujourd'hui le savent bien et certains demandent à leurs patients : « Bon, commencez par me dire quel aliment vous adorez par-dessus tout, on va le garder dans le programme minceur, et on adaptera le reste. » C'est pourquoi nos recettes n'ont aucun tabou. Oui vous pourrez manger de la pizza, mais faite maison, pas une « 4

fromages » ultralourde du commerce ! À vous les crêpes, mais même chose : pas n'importe lesquelles, du chocolat pourquoi pas, mais noir… Puisqu'on vous dit qu'il n'y a aucun souci ! Nos recettes sont toutes adaptées CG, avec des quantités conçues pour flatter vos sens, combler votre appétit, mais ne pas mettre en péril votre silhouette. Se faire plaisir est in-dis-pen-sa-ble dans un projet minceur.

L'époque où l'on attaquait un régime comme on entrait au Couvent des Oiseaux, avec une interminable liste d'interdits alimentaires, est heureusement révolue. Surtout quand on voit les résultats que ces frustrations ont entraînés : une population globalement en surpoids, avec une nette propension à s'enrober un peu plus chaque année. Tout cela malgré des efforts démesurés et de frustration quasi permanente. Non merci !

4 semaines de menus minceur CG

Votre régime d'un seul coup d'œil (**en gras, les recettes figurant dans ce livre**).

SEMAINE 1

Lundi 1

- Petit déjeuner
  - Thé nature
  - 1 tranche de jambon
  - 1 Carré frais 0%
  - 1 tranche de pain aux céréales
  - Compote de pomme sans sucre ajouté
- Déjeuner
  - **Soupe froide d'avocat au soja**
  - 1 steak de thon + brocolis
  - **Carpaccio d'agrumes**
- Dîner
  - Salade verte à l'échalote et cerneaux de noix
  - **Tapas d'omelette poivron chèvre**
  - **Quinoa vanille**

Mardi 2

- Petit déjeuner
  - Thé nature
  - Flocons d'avoine + cannelle + fructose + lait de soja
  - 2 clémentines
- Déjeuner
  - **Soupe express de courgette**
  - Steak + tomates à l'huile d'olive et à l'ail
  - **Yaourt des îles grecques**

Dîner

- **Potage de grand-mère**
- **Chaud froid de penne**
- Coupe de fruits rouges

Mercredi 3

Petit déjeuner

- Thé nature
- 2 ou 3 tranches de pain aux céréales + fromage frais 0 %
- ½ pamplemousse

Déjeuner

- **Velouté de potiron**
- Tartare de bœuf + gratin de légumes (au gruyère allégé)
- 2 clémentines

Dîner

- Salade de haricots blancs + fines herbes
- Fonds d'artichaut à la provençale (oignon + tomate + huile d'olive, tout à la poêle)
- **Gratin express de fruits**

Jeudi 4

Petit déjeuner

- Thé nature
- 1 tranche de saumon fumé
- 1 yaourt nature + sirop d'érable
- ½ pamplemousse (celui d'hier)

Déjeuner

- **Salade de fenouil**
- **Brochette de cabillaud**
- 3 ou 4 abricots

Dîner

- **Salade grecque**
- Spaghettis à la sauce tomate

- Salade de clémentines à la cannelle

Vendredi 5

Petit déjeuner
- Thé nature
- Flocons d'avoine + lait (ou lait de soja)
- 1 poire

Déjeuner
- Petit carpaccio de saumon + salade verte
- **Choucroute de la mer**
- Pomme cuite

Dîner
- Salade de chou rouge
- **Poulet à toute vapeur**
- Compote sans sucre ajouté*

Samedi 6

Petit déjeuner
- Thé nature
- 1 œuf coque avec mouillettes
- 1 tranche de pain aux céréales + beurre + miel
- 1 orange

Déjeuner
- **Curry de moules**
- Fromage blanc à la menthe (fromage blanc + chocolat noir râpé + feuilles de menthe)

Dîner
- **Cassoulet minceur de la mer**
- Sorbet framboise

Dimanche 7

Petit déjeuner

** à acheter tout prêt (rayon frais ou sec) ou à faire soi-même (voir nos exemples p.181 et 182).*

- **Smoothie orange fraise**
- 2 tranches de pain aux céréales + 1 Carré frais 0 %
- 1 thé nature

Déjeuner

- Plateau de fruits de mer
- Clafoutis aux cerises (farine complète, fructose)

Dîner

- Salade niçoise
- **Crevettes thaïes,** poêlée de légumes, riz basmati
- **Salade toute verte**

Semaine 2

Lundi 8

Petit déjeuner

- Thé nature
- 2 ou 3 tranches de pain aux céréales + beurre + miel
- Compote de pomme sans sucre ajouté

Déjeuner

- Salade verte + échalote
- **Chile con carne**
- Salade de pêche au basilic

Dîner

- Champignons de Paris en carpaccio
- **Calamars aux poivrons**
- Tranche de pain aux céréales + part de fromage 0 %

Mardi 9

Petit déjeuner

- Thé nature

- 2 ou 3 tranches de pain aux céréales + beurre + miel
- 2 clémentines

Déjeuner

- Radis à la croque au poivre
- **Magret en salade**
- Yaourt nature + fruits secs

Dîner

- Soupe de tomate
- **Noix de pétoncle au citron vert**
- Fromage blanc + banane + cannelle

Mercredi 10

Petit déjeuner

- Thé nature
- 2 ou 3 tranches de pain aux céréales + fromage frais 0 %
- ½ pamplemousse

Déjeuner

- **Salade de chicons (endives)**
- Escalope de dinde + épinards, champignons
- **Blanc-manger à l'orange**

Dîner

- Salade verte + tomate + cœurs de palmier
- Omelette oignon, poivron, tomate, herbes
- **Gratin express de fruits**

Jeudi 11

Petit déjeuner

- Thé nature
- 1 tranche de jambon
- 1 yaourt nature + sirop d'érable
- ½ pamplemousse

Déjeuner

- Avocat nature (+ quelques grains de poivre)

- **Brochettes de dinde**, petits légumes
- 2 kiwis

Dîner

- **Pois chiches au cumin**
- **Crème de carotte à la cannelle**

Vendredi 12

Petit déjeuner

- Thé nature
- Flocons d'avoine + lait (ou lait de soja)
- 1 poire

Déjeuner

- Velouté de courgette à la Vache qui Rit
- **Pavé de veau à l'orange**, riz basmati
- **Pommes cannelle**

Dîner

- Salade de chou rouge et blanc
- **Tartare de thon au gingembre**
- Litchies

Samedi 13

Petit déjeuner

- Thé nature
- 1 œuf coque avec mouillettes
- 1 tranche de pain aux céréales + beurre + miel
- 1 orange

Déjeuner

- **Tajine de poulet à l'abricot**
- Semoule au lait et raisins secs

Dîner

- Batavia + tomate
- **Spaghettis al vongole**
- Pomme râpée au miel

Dimanche 14

Petit déjeuner

- **Smoothie fruits rouges**
- 2 tranches de pain aux céréales + 1 Carré frais 0 %
- 1 thé nature

Déjeuner

- Assiette de la mer (au choix : langoustines, crevettes, crabe, surimi, coquillages…)
- Grande salade verte
- **Salade toute rose**

Dîner

- **Salade niçoise**
- **Cassolette de pois chiches au thon**
- **Salade toute verte**

SEMAINE 3

Lundi 15

Petit déjeuner

- Thé nature
- 2 ou 3 tranches de pain aux céréales + beurre + miel
- Compote de pomme sans sucre ajouté

Déjeuner

- ¼ de concombre + crème légère
- 1 pavé de saumon + épinards
- Tranche de pain aux céréales (facultatif)
- **Poire pochée**

Dîner

- **Caviar de fenouil**
- **Yakitori de poulet**
- Riz au lait

Mardi 16

🍽 Petit déjeuner
- Thé nature
- 2 ou 3 tranches de pain aux céréales + beurre + miel
- 2 clémentines

🍽 Déjeuner
- Salade verte + oignons
- Steak + riz basmati + tomates à l'huile d'olive et à l'ail
- Salade de fruits frais

🍽 Dîner
- **Potage de grand-mère**
- **Jambon cuit, petits pois**
- Pomme râpée au miel

Mercredi 17

🍽 Petit déjeuner
- Thé nature
- 2 ou 3 tranches de pain aux céréales + fromage frais 0 %
- ½ pamplemousse

🍽 Déjeuner
- Tartare de bœuf + haricots verts
- 1 ou 2 tranches de pain aux céréales + 1 part de chèvre frais
- 2 clémentines

🍽 Dîner
- Salade verte + tomate + cœurs d'artichaut
- **Quinoa aux légumes corail**
- Fromage blanc à la cannelle

Jeudi 18

🍽 Petit déjeuner
- Thé nature

- 1 tranche de jambon
- 1 yaourt nature + sirop d'érable
- ½ pamplemousse

Déjeuner

- Menu japonais (soupe + sushis + légumes)

Dîner

- **Salade grecque**
- Spaghettis à la sauce tomate
- Salade d'agrumes à la cannelle

Vendredi 19

Petit déjeuner

- Thé nature
- Flocons d'avoine + lait (ou lait de soja)
- 1 poire

Déjeuner

- Carpaccio de saumon + pommes de terre vapeur
- Endive aux noix + tranche de pain aux céréales + 1 part de Carré frais 0 %

Dîner

- Salade de chou rouge
- **Poulet à toute vapeur**
- Compote sans sucre ajouté

Samedi 20

Petit déjeuner

- Thé nature
- 1 œuf coque avec mouillettes
- 1 tranche de pain aux céréales + beurre + miel
- 1 orange

Déjeuner

- **Salade Big Apple**
- Semoule au lait et raisins secs

- Dîner
  - **Cassoulet minceur de la mer**
  - Mousse au chocolat

Dimanche 21

- Petit déjeuner
  - **Smoothie à la pêche**
  - 2 tranches de pain aux céréales + 1 Carré frais 0 %
  - 1 thé nature
- Déjeuner
  - Plateau de fruits de mer
- Dîner
  - **Salade niçoise**
  - **Cassolette de pois chiches au thon**
  - **Salade toute verte**

Semaine 4

Lundi 22

- Petit déjeuner
  - Thé nature
  - 2 ou 3 tranches de pain aux céréales + beurre + miel
  - Compote de pomme sans sucre ajouté
- Déjeuner
  - Crudités (filet de citron ou de vinaigre + sel et poivre pour la sauce)
  - **Crêpes de sarrasin au saumon**
  - Salade de pomme à la cannelle
- Dîner
  - ½ melon
  - **Turkey sandwiches**
  - Fruits secs, amandes

Mardi 23

Petit déjeuner

- Thé nature
- 2 ou 3 tranches de pain aux céréales + beurre + miel
- 2 clémentines

Déjeuner

- Endive et cerneaux de noix
- **Cuisse de lapin aux brocolis**
- Salade de fruits frais

Dîner

- Soupe hongroise (oignon, carotte, céleri, navet)
- Couscous végétarien (semoule + légumes + pois chiches)
- **Figues rôties au miel**

Mercredi 24

Petit déjeuner

- Thé nature
- 2 ou 3 tranches de pain aux céréales + fromage frais 0 %
- ½ pamplemousse

Déjeuner

- **Sandwiches cannibales**
- Compote de saison (sans sucre ajouté)

Dîner

- Salade verte
- **Pot-au-feu de pintade**
- Salade de fruits frais

Jeudi 25

Petit déjeuner

- Thé nature
- 1 tranche de jambon
- 1 yaourt nature + sirop d'érable

- ½ pamplemousse

Déjeuner
- Moules marinières (sans frites !)
- Sorbet pomme verte

Dîner
- **Chinese soup**
- Salade soja, pomme, ananas, champignon

Vendredi 26

Petit déjeuner
- Thé nature
- Flocons d'avoine + lait (ou lait de soja)
- 1 poire

Déjeuner
- **Bruschetta légère**
- Fromage blanc à la poire

Dîner
- Salade de chou blanc
- **Yakitori bœuf champignon**
- Compote sans sucre ajouté

Samedi 27

Petit déjeuner
- Thé nature
- 1 œuf coque avec mouillettes
- 1 tranche de pain aux céréales + beurre + miel
- 1 orange

Déjeuner
- Cœur de laitue bien croquant
- **Pizza fine aubergines mozzarella**
- Coupe de fraises à la menthe

Dîner
- Salade exotique (laitue, mangue, avocat, banane)

- **Tartines de saumon**
- **Carpaccio de poire au chocolat**

Dimanche 28

Petit déjeuner
- **Smoothie pêche**
- 2 tranches de pain aux céréales + 1 Carré frais 0 %
- 1 thé nature

Déjeuner
- **Cake aux aubergines**
- Grosse salade verte + oignons
- Riz au lait à la cannelle (ou au cacao)

Dîner
- Endive aux chutes de saumon fumé
- **Bricks au thon**
- Glace soja au chocolat

100 RECETTES EXPRESS CG MINCEUR

Avant de passer à table...

Quelques petits conseils avant de réaliser vos recettes :

- « *Pour 1 portion* » signifie que les ingrédients sont prévus pour une personne. Si le plat est trop copieux, n'hésitez pas à garder l'excédent pour un prochain repas.
- Les aliments bio (surtout les œufs, le lait, la viande et la volaille) sont conseillés mais pas impératifs, évidemment. La culture et l'élevage bio préservent davantage l'environnement mais permettent aussi d'obtenir des produits plus riches en nutriments. Voilà qui mérite peut-être un prix légèrement plus élevé !
- La cuisine légère fait la part belle aux herbes aromatiques (persil, basilic, menthe, thym frais). Il y a deux solutions pour en avoir toujours sous la main : quatre petits plants dans un coin de votre cuisine (c'est joli et sympa) ou des boîtes d'herbes hachées au congélateur !
- Nous avons choisi de vous proposer les recettes les plus simples et les plus rapides possible. C'est pour cela que nous avons favorisé les surgelés et parfois les conserves. Bien entendu, l'ensemble des plats peut être réalisé avec des produits frais, à condition d'avoir un peu plus de temps !
- Toutes nos préparations sont irréprochables d'un point de vue diététique. Pour la première quinzaine de votre régime CG, choisissez des recettes de phase 1. Elles sont encore plus allégées en CG et en calories

Bon appétit !

Les entrées

ASPERGES COCOTTES

Phase 1

Pour 2 portions
Temps de préparation : 10 min
Cuisson : 5 min

1 botte d'asperges vertes
2 œufs extra-frais
Sel, poivre du moulin

Faites bouillir de l'eau dans une casserole.
Épluchez les asperges en prenant soin de ne pas abîmer la tête.
Laissez cuire les asperges 5 min dans l'eau bouillante. La pointe d'un couteau doit pouvoir les transpercer sans qu'elles soient trop molles.
Égouttez-les.
Rincez les œufs et faites-les cuire 3 min dans l'eau bouillante.
Servez aussitôt les œufs dans un coquetier accompagnés de leurs asperges en guise de « mouillettes »

Remarque
Si votre appétit est modéré, cette entrée (copieuse) peut faire office de plat principal.

Caviar de fenouil

Phase 1

Pour 1 portion
Temps de préparation : 5 min
Cuisson : 10 min

1 bulbe de fenouil
20 g d'olives noires dénoyautées
Sel, poivre du moulin
1 c. à c. d'huile d'olive

Versez de l'eau dans le bas d'un cuit-vapeur.
Lavez et coupez en morceaux le bulbe de fenouil.
Égouttez les olives noires.
Mettez dans le panier du cuit-vapeur le fenouil et les olives.
Portez à ébullition et laissez cuire 10 min.
Mixez finement les légumes cuits avec les olives.
Servez aussitôt dans une petite coupelle, arrosé d'un filet d'huile d'olive.

Remarque
Ce plat peut également se manger froid, accompagné de tranches de pain complet légèrement toastées.

Chaud froid de tofu

Phase 1

Pour 1 personne
Temps de préparation : 5 min
Cuisson : 10 min

50 g de tofu bien froid
100 g de petits pois surgelés
2 feuilles de menthe
(ou 1 c. à c. de menthe hachée surgelée)
½ cube de bouillon de légumes bio
Sel et poivre

Dans une petite casserole, portez à ébullition 25 cl d'eau avec le demi-cube de bouillon de légumes.
Lorsque l'eau bout, ajoutez les petits pois. Laissez cuire 10 min.
Hachez finement les feuilles de menthe.
Mixez le potage. Salez et poivrez.
Versez le mélange chaud dans une assiette creuse. Déposez le bloc de tofu bien froid au centre et saupoudrez de menthe.

Remarque

Cette entrée délicieusement zen s'accompagne tout naturellement d'un bon thé vert.

Courgettes farcies aux poivrons

Phase 2

Pour 2 portions
Temps de préparation : 10 min
Cuisson : 15 min

2 courgettes rondes
2 petits poivrons rouges
5 ou 6 feuilles de basilic (ou 2 c. à s. de basilic haché)
1 oignon
1 gousse d'ail
1 c. à c. d'huile d'olive
20 g de parmesan (facultatif)

Versez de l'eau dans le bas d'un cuit-vapeur.
Coupez la partie haute des courgettes (environ 1/3), évidez-les et faites-les cuire dans le cuit-vapeur 5 min.
Lavez et coupez les poivrons en petits cubes.
Dans un wok (ou une poêle), faites revenir l'oignon et l'ail émincés avec l'huile d'olive sans les faire jaunir. Puis ajoutez les poivrons et laissez rissoler 5 min.
Retirez du feu et mélangez la préparation avec les feuilles de basilic ciselées.
Remplissez les courgettes de votre farce. Parsemez de parmesan sur le dessus et passez sous le gril 5 min.

JULIENNE EN RÉMOULADE

Phase 2

Pour 1 portion
Temps de préparation : 5 min
Cuisson : 2 min

1 sachet de julienne de légumes surgelés (carotte, céleri, courgette)
1 petit-suisse allégé (0 %)
1 c. à c. de moutarde
1 c. à c. de vinaigre (ou de jus de citron)

Versez 2 verres de julienne de légumes (environ 100 g) dans une casserole d'eau bouillante salée.
Laissez cuire 2 min à partir de la reprise du frémissement (les légumes doivent rester croquants).
Passez la julienne sous l'eau froide.
Laissez égoutter 5 min.
Dans un bol, mélangez le petit-suisse, la moutarde et le vinaigre.
Incorporez les légumes et mettez au frais 15 min.

Mousseline de chou-fleur

Phase 1

Pour 1 portion
Temps de préparation : 2 min
Cuisson : 15 min

3 poignées de fleurettes de chou-fleur surgelées
1 citron
1 c. à c. d'huile d'olive
Sel, poivre

Versez de l'eau dans le bas du cuit-vapeur.
Lorsque l'eau bout, déposez le chou-fleur dans le panier et laissez cuire 5 min.
Prélevez 3 ou 4 fleurettes encore croquantes et déposez-les sur une assiette.
Poursuivez la cuisson du reste du chou-fleur 10 min supplémentaires.
Pressez le jus du citron.
Mettez les fleurettes bien cuites, l'huile d'olive et le jus du citron dans un mixeur. Salez et poivrez. Mixez jusqu'à l'obtention d'une mousseline onctueuse.
Servez immédiatement accompagné des fleurettes croquantes en guise de mouillettes.

Remarque
Ce plat est encore plus savoureux avec des fleurettes de chou Romanesco.

Œufs cocottes à la portugaise

Phase 1

Pour 2 portions
Temps de préparation : 10 min
Cuisson : 6 min

2 œufs extra-frais
2 tomates (ou une petite boîte de tomates concassées)
1 c. à c. d'huile d'olive
Sel, poivre du moulin

Huilez avec un papier imbibé d'huile d'olive le fond de deux ramequins.
Mettez de l'eau à bouillir dans une petite casserole.
Plongez les tomates 5 min dans l'eau bouillante.
Égouttez-les puis pelez leur peau de la pointe d'un couteau. Coupez la chair en dés en retirant tous les pépins et écrasez-la.
Versez la compote de tomates dans le fond des deux ramequins.
Salez, poivrez.
Cassez un œuf entier par ramequin en faisant bien attention de ne pas crever le jaune (ils vont cuire au bain-marie).
Mettez les ramequins dans un plat rempli d'eau à mi-hauteur et laissez cuire 6 min dans un four à 180°C (th. 6).
Sortez les ramequins du four et laissez la cuisson se finir dans l'eau chaude. Les œufs sont cuits lorsque le blanc est totalement coagulé.

Potage grand-mère

Phase 2

Pour 1 portion
Temps de préparation : 2 min
Cuisson : 5 min

30 cl de soupe fèves pois cassés (en brique)
2 à 3 brins de persil plat (ou 1 c. à c. de persil haché)
1 portion de St Môret 0 %

Faites réchauffer à feu doux 30 cl de soupe.
Émincez le persil.
Incorporez le fromage à la soupe.
Mélangez tous les ingrédients et servez chaud.

Remarque

Il est possible de remplacer le St Môret par un fromage allégé équivalent.

Rillettes de thon

Phase 2

Pour 2 portions
Temps de préparation : 5 min

1 petite boîte de thon au naturel
1 petit oignon
1 brin de persil (½ c. à c. de persil haché)
1 citron
2 petits-suisses allégés (0 %)
Sel, poivre

Égouttez le thon et écrasez-le à la fourchette.
Hachez finement l'oignon et le persil.
Pressez le citron.
Mélangez le thon, l'oignon, le persil et le citron. Salez, poivrez.
Puis incorporez les 2 petits-suisses égouttés. Mélangez soigneusement.
Mettez au frais 15 à 20 min.

Remarque

À table ! C'est prêt ! Il ne reste plus qu'à déguster vos rillettes sur des tranches de pain de seigle légèrement toastées.

Salade de fenouil

Phase 1

Pour 2 portions
Temps de préparation : 5 min

1 bulbe de fenouil
1 pomme verte
100 g de champignons de Paris
1 c. à c. d'huile d'olive
Sel, poivre du moulin

Rincez le bulbe de fenouil sous l'eau fraîche et détaillez-le en fines lamelles.
Épluchez la pomme et coupez-la en tranches fines.
Nettoyez les champignons et émincez-les.
Mélangez tous les ingrédients dans un saladier.
Salez, poivrez et arrosez d'un filet d'huile d'olive.

Salade d'endives

Phase 1

Pour 1 portion
Temps de préparation : 5 min

1 endive
50 g de champignons de Paris frais
3 cerneaux de noix
1 c. à c. d'huile d'olive
½ citron
Sel, poivre du moulin

Tranchez l'endive dans le sens de la largeur (en laissant de côté l'extrémité dure).
Nettoyez les champignons et émincez-les.
Pressez le jus du demi-citron.
Mélangez tous les ingrédients dans un saladier avec les cerneaux de noix et le jus de citron.
Salez, poivrez et arrosez d'un filet d'huile d'olive.

Salade de châtaignes

Phase 1

ENTRÉES

Pour 1 portion
Temps de préparation : 10 min

1 filet de hareng fumé
4 ou 5 châtaignes au naturel (en boîte)
Quelques feuilles de salade frisée
3 ou 4 tomates cerise
1 c. à s. d'huile d'olive
½ citron
Sel, poivre du moulin

Pressez le jus du demi-citron.
Lavez et coupez en deux les tomates cerise.
Détaillez le filet de hareng en petites lanières. Mettez-les dans un récipient creux. Ajoutez l'huile d'olive, le jus de citron, le poivre et laissez mariner au réfrigérateur 20 min.
Rincez les châtaignes sous l'eau froide, essuyez-les et fendez-les en deux.
Mélangez tous les ingrédients et la salade dans un saladier. Salez, poivrez et arrosez avec la marinade.

Remarque

Cette salade est assez copieuse pour faire office de repas léger. Pour une saveur plus « Corse », faites rôtir vos châtaignes dans une poêle sans graisse et remplacez le hareng par une fine tranche de jambon de pays (corse ou italien bien entendu !).

Salade algéroise

Phase 1

Pour 1 portion
Temps de préparation : 5 min
Cuisson : 5 min

1 carotte
1 petite courgette
1 tomate
1 œuf dur
Sel, poivre du moulin
1 c. à c. d'huile d'olive

Versez de l'eau dans le bas d'un cuit-vapeur.
Épluchez et coupez la carotte en rondelles de 2 cm.
Lavez et tranchez la courgette en deux, puis en 4 morceaux.
Lorsque l'eau bout, mettez les légumes dans le panier et laissez cuire 5 min.
Lavez et coupez la tomate en quartiers.
Écalez l'œuf et coupez-le en deux.
Sur une assiette, disposez les légumes tièdes, la tomate et l'œuf. Salez, poivrez et arrosez d'un filet d'huile d'olive.

Remarque

Pour une petite touche plus exotique, vous pouvez parsemer un peu de coriandre hachée sur vos légumes.

Salade de légumes grillés

Phase 1

Pour 1 portion
Temps de préparation : 5 min

200 g de légumes grillés surgelés
100 g de tomates cerise
3 ou 4 feuilles de basilic (ou 1 c. à s. de basilic haché)
1 c. à c. d'huile d'olive
Sel, poivre

Faites décongeler les légumes comme indiqué sur le paquet (courgettes, poivrons, aubergines).
Lavez les tomates cerise et coupez-les en deux.
Ciselez le basilic.
Dans une assiette, tranchez les légumes en lamelles. Ajoutez les tomates et le basilic. Salez, poivrez et arrosez d'un petit filet d'huile d'olive.

Salade grecque

Phase 2

Pour 1 portion
Temps de préparation : 10 min

50 g de féta
½ oignon rouge
1 tomate
1 mini-concombre
½ poivron
1 c. à c. d'huile d'olive
Poivre

Coupez la féta en petits cubes.
Lavez la tomate, découpez-la en tranches fines.
Épluchez l'oignon et le concombre et émincez-les.
Lavez le poivron, épépinez-le et tranchez la moitié de celui-ci en lamelles.
Disposez tous les ingrédients dans une assiette. Arrosez d'un filet d'huile d'olive et d'un tour de poivre du moulin.

Remarque
Vous entendez… C'est le chant des cigales !

Salade niçoise

Phase 1

Pour 2 portions
Temps de préparation : 10 min
Cuisson : 10 min

1 tomate
½ oignon rouge
2 ou 3 feuilles de laitue
1 petite boîte de thon au naturel
1 petite boîte d'anchois à l'huile
3 ou 4 olives noires
2 œufs
1 c. à c. de vinaigre ou de jus de citron
2 c. à c. d'huile d'olive
1 petit piment vert doux, haché (facultatif)
Sel et poivre

Laissez cuire les œufs 10 min dans l'eau bouillante puis passez-les sous l'eau froide.
Lavez la tomate, écalez les œufs et coupez-les en quartiers.
Mélangez les morceaux de tomate, la laitue, le piment et l'oignon dans un saladier. Ajoutez le thon, les anchois (égouttés) et les quartiers d'œuf, puis les olives.
Dans un bol, fouettez avec une fourchette le vinaigre, l'huile d'olive, le sel et le poivre.
Versez la vinaigrette sur la salade.
Bon appétit !

Remarque
Voilà une salade qui fera un excellent plat d'été accompagné d'une tranche de pain aux céréales ou complet.

Soupe froide d'avocat au soja

Phase 1

Pour 1 portion
Temps de préparation : 5 min

1 yaourt de soja
1 avocat bien mûr
½ jus de citron
1 c. à c. de persil (frais ou surgelé)
½ verre d'eau
Sel, poivre

Coupez l'avocat en deux et évidez la chair à l'aide d'une cuillère.
Versez l'avocat, le yaourt, le jus de citron et l'eau dans le bol d'un mixeur. Salez, poivrez, puis mixez jusqu'à l'obtention d'un crème onctueuse.
Mettez au frais 15 à 20 min.
Servez dans un bol parsemé de persil.

Remarque

Pour une variante encore plus diététique, vous pouvez remplacer l'avocat par un petit concombre. Dans ce cas, épluchez le concombre avec un épluche-légumes, retirez la partie centrale (comportant les graines) et détaillez la chair en dés avant de la mettre dans le mixeur.

Soupe orientale

Phase 2

Pour 1 portion
Temps de préparation : 5 min
Cuisson : 10 min

30 cl de soupe de tomate (en brique)
100 g de boulgour (blé entier concassé)
1 petite boîte de pois chiches
1 pincée de cumin en poudre
1 c. à c. d'huile d'olive

Faites réchauffer à feu doux la soupe.
Rincez le tiers des pois chiches sous l'eau froide
Faites bouillir de l'eau dans une petite casserole, versez le boulgour et laissez cuire le temps indiqué sur la boîte. Égouttez-le.
Ajoutez les pois chiches, le boulgour et le cumin à la soupe.
Servez chaud avec un petit filet d'huile d'olive

Remarque

Il existe de nombreuses versions de soupe à base de tomate dans le commerce. Certaines marques proposent également des conditionnements individuels de 33 cl. N'hésitez pas à varier les plaisirs en prenant garde d'éviter les mélanges contenant des matières grasses ajoutées (crème, fromage, etc.).

Soupe express de courgette

Phase 2

Pour 1 portion
Temps de préparation : 5 min
Cuisson : 10 min

1 grosse courgette
½ gousse d'ail
½ cube de légumes bio
1 c. à s. de crème allégée (facultatif)
60 cl d'eau
Sel, poivre

Épluchez la courgette. Coupez-la en deux et retirez le cœur contenant les pépins. Puis détaillez-la en morceaux.
Épluchez la gousse d'ail.
Dans une casserole, versez l'eau, l'ail et le demi-cube de bouillon. Portez à ébullition en délayant le cube avec une cuillère de bois.
Plongez la courgette dans l'eau bouillante et laissez cuire à feu moyen 10 min.
Versez le mélange dans le bol du mixeur avec la crème et mixez 2 min.

Taboulé de quinoa

Phase 2

Pour 1 portion
Temps de préparation : 10 min
Cuisson : 20 min

100 g de quinoa
4 ou 5 tomates cerise
1 mini-concombre
2 ou 3 feuilles de basilic (ou 1 c. à c. de basilic surgelé)
1 c. à c. d'huile d'olive
Sel, poivre du moulin

Faites bouillir une petite casserole d'eau. Lorsque l'eau frémit, versez le quinoa et laissez cuire à feu moyen 20 min.
Lavez et tranchez en deux les tomates cerise.
Épluchez et coupez en dés le mini-concombre.
Hachez finement le basilic.
Passez le quinoa sous l'eau froide, égouttez-le puis versez-le dans un plat creux.
Ajoutez les tomates, les cubes de concombre, le basilic, le sel, le poivre et l'huile d'olive. Mélangez et servez tiède.

Remarque

Ce plat peut également se manger froid, accompagné de tranches de pain complet légèrement toastées.

Thon guacamole

Phase 1

Pour 2 portions
Temps de préparation : 10 min

1 petite boîte de thon au naturel
2 avocats bien mûrs
1 petit piment d'Espelette (facultatif)
1 citron
Sel, poivre

Égouttez le thon et écrasez-le à la fourchette.
Coupez les avocats en deux et évidez la chair à l'aide d'une cuillère.
Pressez le citron et émincez le piment.
Mélangez soigneusement le thon, la chair d'avocat, le piment et le jus de citron. Salez, poivrez. Pour un résultat plus onctueux, mixez votre purée.
Mettez au frais 15 à 20 min.

Remarque
Traditionnellement au Mexique, le guacamole se déguste avec des tortillas de maïs. Hélas celles que l'on trouve dans le commerce sont beaucoup trop grasses. Pour une version plus légère, remplacez les chips de maïs par du pain azyme.

Tzatziki au concombre

Phase 2

Pour 1 portion
Temps de préparation : 15 min

1 yaourt au lait de brebis
1 mini-concombre
1 gousse d'ail
1 jus de citron
1 c. à c. de ciboulette surgelée
1 c. à c. d'huile d'olive
Poivre

Versez le yaourt dans un chinois (une passoire fine) et laissez-le égoutter (environ 10 min).
Lavez le concombre, essuyez-le avec un torchon. Puis râpez-le finement en conservant la peau. Mettez la purée de concombre dans une autre passoire et pressez-la avec la main (il va perdre ainsi un peu de son eau).
Épluchez la gousse d'ail. Pressez-la avec un pilon, ou, à défaut, le fond d'un verre pour la réduire en purée.
Versez le concombre et le yaourt dans le bol du mixeur et mélangez.
Ajoutez l'huile d'olive, le jus du citron, le poivre, l'ail, et la ciboulette et mixez l'ensemble 1 min.
Mettez au frais 1 à 2 heures.

Remarque

Il est possible de remplacer le yaourt de brebis par un yaourt au bifidus, le résultat sera plus onctueux mais moins parfumé.

Velouté de potiron

Phase 2

Pour 2 portions
Temps de préparation : 2 min
Cuisson : 6 min

225 g de purée de potiron surgelée
5 ou 6 cerneaux de noix (frais ou secs)
50 cl de lait écrémé
Sel, poivre du moulin

Coupez les cerneaux de noix en petits morceaux.
Versez la purée dans une casserole à fond épais. Ajoutez le lait, salez et poivrez.
Laisser cuire environ 5-6 min en remuant de temps en temps.
Servez chaud en parsemant votre velouté de cerneaux de noix.

Velouté d'endives forestières

Phase 1

Pour 1 portion
Temps de préparation : 10 min
Cuisson : 20 min

2 endives
50 g de champignons de Paris frais (ou une petite boîte de champignons émincés)
50 cl de lait écrémé
1 c. à s. de crème fraîche allégée
Sel, poivre du moulin

Lavez les endives et émincez-les finement (dans le sens de la largeur) en laissant de côté la base dure.
Rincez les champignons, coupez l'extrémité de leur pied et taillez-les en tranches fines.
Faites bouillir le lait dans une petite casserole et plongez-y les légumes. Laissez cuire à petit feu 20 min.
Versez le mélange dans un mixeur. Salez, poivrez et mixez jusqu'à l'obtention d'une préparation onctueuse.
Servez chaud en ajoutant la crème.

Velouté de pétoncles

Phase 1

Pour 1 portion
Temps de préparation : 5 min
Cuisson : 20 min

4 ou 5 noix de pétoncles surgelées
1 petit oignon
1 cube de bouillon de légumes bio
150 g de poireaux surgelés
25 cl d'eau
2 c. à s. d'huile d'olive
Sel, poivre

Dans une casserole, faites chauffer l'eau avec le cube de bouillon de légumes. Salez, poivrez.
Lorsque l'eau frémit, plongez dans la casserole l'équivalent d'un bol de poireaux surgelés. Laissez cuire à petits bouillons 15 min.
Épluchez et émincez l'oignon.
Dans une poêle, faites blondir l'oignon avec une petite cuillère d'huile d'olive. Puis ajoutez les noix de pétoncles. Laissez mijoter 5 min.
Ajoutez l'oignon et les noix de pétoncles au potage de poireaux.
Servez chaud.

Les plats

Brochettes de cabillaud

Phase 1

Pour 1 portion
Temps de préparation : 5 min
Cuisson : 5 min

150 g de filet de pavé de cabillaud
1 gousse d'ail
1 échalote
2 c. à s. d'huile d'olive
Sel, poivre

Épluchez et hachez l'ail et l'échalote.
Préparez une marinade avec l'échalote, l'ail, le sel, le poivre et l'huile d'olive.
Coupez le filet de cabillaud en gros cubes.
Faites mariner les cubes de cabillaud pendant 1 heure.
Égouttez-les soigneusement, puis séchez-les avec du papier absorbant.
Piquez les cubes sur des brochettes.
Faites cuire au four position gril, 4 à 5 min en retournant à mi-cuisson.

Remarque

Pour une petite touche gourmet supplémentaire, ajoutez une cuillère à soupe d'estragon émincé dans votre marinade.

Brochettes de dinde

Phase 1

Pour 1 portion
Temps de préparation : 6 min
Cuisson : 15 min

1 escalope de dinde bio ou fermière
1 c. à c. de curry
½ citron
1 citron confit (facultatif)
2 c. à s. d'huile d'olive
Sel, poivre

Pressez le jus du citron.
Préparez une marinade avec le jus du citron, le sel, le poivre, le curry et l'huile d'olive.
Coupez l'escalope de dinde en gros cubes.
Faites mariner les cubes de dinde pendant 30 min.
Tranchez le citron confit en rondelles.
Égouttez les cubes de dinde et piquez-les sur les brochettes en alternant avec les rondelles de citron.
Faites cuire 15 min au four position gril, en retournant à mi-cuisson.

Remarque

Pour accompagner vos brochettes, choisissez un mélange de riz trois couleurs (riz sauvage, riz basmati, riz rouge de Camargue).

Calamars aux poivrons

Phase 1

Pour 1 portion
Temps de préparation : 10 min
Cuisson : 20 min

200 g de calamars surgelés
2 petits poivrons
1 oignon
1 c. à s. de concentré de tomate
1 gousse d'ail
1 c. à c. d'huile d'olive
Sel, poivre

Épluchez et hachez l'ail et l'oignon.
Tranchez les poivrons en lamelles fines.
Faites décongeler vos calamars au micro-ondes ou en les poêlant rapidement. Égouttez-les.
Dans une poêle, chauffez l'huile d'olive puis faites revenir l'ail et l'oignon, sans qu'ils jaunissent. Ajoutez les poivrons et laissez rissoler 5 min en remuant.
Retirez les poivrons et ajoutez les calamars et le concentré de tomate. Salez, poivrez. Mouillez d'un demi-verre d'eau et laissez réduire. Et faites cuire pendant 20 min à feu moyen. Puis mélangez tous les ingrédients avant de servir.

Remarque

En fin de cuisson, les calamars sont presque confits dans la tomate. Si vous aimez la cuisine épicée, ils seront encore plus savoureux avec un peu de Tabasco !

CARLOTTA PROVENÇALE

Phase 2

Pour 2 portions
Temps de préparation : 10 min
Cuisson : 10 min

200 g de ratatouille surgelée
1 boîte de tomates au naturel
2 œufs
60 cl de crème fraîche allégée
4 c. à s. de lait
Sel, poivre du moulin

Préchauffez votre four à 210 °C (th. 7).
Faites réchauffer environ 200 g de ratatouille dans une casserole puis passez-les au mixeur.
Mélangez la purée de légumes avec les œufs battus, la crème fraîche et le lait.
Salez, poivrez.
Versez le mélange dans un plat à charlotte (si possible un petit modèle) ou un petit plat à cake.
Enfournez et laissez cuire à 200°C, une dizaine de minutes.
Mixez les tomates en boîte.
Sortez le plat du four et attendez quelques minutes avant de démouler.
Dressez la Carlotta dans une assiette et versez le coulis de tomate.
Accompagnez ce plat d'une petite salade verte.

Remarque

Le petit plus gastronomique est dans le mélange chaud-froid. Plus le coulis sera frais et la charlotte chaude, plus vous vous régalerez !

Cassolette de la mer

Phase 2

Pour 1 portion
Temps de préparation : 10 min
Cuisson : 12 min

1 sachet de cocktail de fruits de mer surgelés (moules, calamars, crevettes)
1 petit poireau
1 gousse d'ail
1 oignon
1 c. à c. de persil
20 cl de crème légère
1 c. à c. d'huile d'olive
Sel, poivre

Épluchez et hachez l'ail et l'oignon.
Lavez et tranchez le poireau en petites rondelles.
Dans une sauteuse, faites revenir les condiments et le poireau dans l'huile d'olive.
Ajoutez les fruits de mer, le persil et la crème et laissez mijoter à feu doux pendant environ 10 min.
Versez le mélange dans un plat à gratin et passez sous le gril 1 à 2 min.
Servez chaud.

Remarque
Ce plat peut également s'accompagner d'un petit bol de riz basmati.

Cassolette de pois chiches au thon

Phase 1

Pour 1 portion
Temps de préparation : 5 min
Cuisson : 15 min

1 petite boîte de pois chiches
1 petite boîte de tomates concassées
1 gousse d'ail
1 oignon
1 petite boîte de thon au naturel
1 c. à c. d'huile d'olive
Sel, poivre

Épluchez et hachez l'ail et l'oignon.
Dans une sauteuse, faites revenir les condiments dans l'huile d'olive.
Ajoutez les tomates et les pois chiches sans les égoutter et laissez mijoter à feu moyen pendant environ 15 min.
Émiettez le thon dans un bol.
Mélangez tous les ingrédients hors du feu.
Servez chaud.

CASSOULET
MINCEUR DE LA MER

Phase 1

Pour 1 portion
Temps de préparation : 10 min
Cuisson : 10 min

1 filet de haddock prêt à cuire
1 petite boîte de flageolets au naturel
2 c. à s. de sauce tomate
1 gousse d'ail
1 feuille de laurier et une branche de thym
Poivre

Faites bouillir de l'eau dans une casserole avec le laurier et le thym.
Lorsque l'eau bout, plongez-y le haddock. Laissez cuire 5 min.
Versez les flageolets sans les égoutter dans un bol. Ajoutez la sauce tomate et mélangez.
Frottez les parois d'un plat de cuisson creux avec la gousse d'ail. Émiettez le haddock dans le fond du plat. Puis recouvrez-le de flageolets à la tomate. Poivrez.
Préchauffez votre four à 210°C (th. 7).
Enfournez et laissez cuire pendant 10 min.

Remarque

Certes, ce n'est pas un cassoulet typique du Sud-Ouest. Mais si vous faites cuire votre préparation dans une « cassole » traditionnelle (le plat en terre utilisé pour les cassoulets de Castelnaudary), l'illusion sera presque parfaite.

Chaud-froid de penne

Phase 1

Pour 1 portion
Temps de préparation : 5 min
Cuisson : 10 min

60 g de penne (pâtes)
2 petites tomates bien fermes
1 paquet d'aubergines grillées surgelées
2 ou 3 feuilles de basilic (ou 1 c. à s. de basilic haché)
1 c. à c. d'huile d'olive
Poivre du moulin
Sel

Faites bouillir de l'eau dans une casserole avec une pincée de gros sel.
Lorsque l'eau bout, plongez les penne dans la casserole. Laissez cuire le temps indiqué sur le sachet de pâtes. Puis égouttez-les.
Pendant ce temps, décongelez trois tranches d'aubergine grillées au micro-ondes et coupez-les en petits carrés.
Lavez les tomates et découpez-les en dés.
Dans un plat creux, mélangez les penne, les tomates, les légumes et le basilic. Salez, poivrez et ajoutez un filet d'huile d'olive.

Remarque

La rencontre entre la fraîcheur de la tomate, l'onctueux de l'aubergine et les penne encore brûlantes ne vous décevra pas. Et si vous n'avez pas de basilic, pensez au persil plat. Mais attention ! Pour que la CG de ce plat soit vraiment faible, il faut cuire vos pâtes al dente.

Chile con carne

Phase 2

Pour 1 portion
Temps de préparation : 20 min
Cuisson : 20 min

1 petite boîte de haricots rouges au naturel
120 g de viande de bœuf hachée (bio de préférence)
1 oignon
1 petite boîte de tomates pelées et concassées
½ gousse d'ail
1 pincée de piment « chile serrano » ou de Cayenne
1 c. à c. de cumin
Tabasco
1 c. à c. d'huile d'olive
Sel, poivre

Hachez l'oignon et l'ail et faites-les revenir 2 min dans une cocotte avec l'huile d'olive. Puis ajoutez la viande hachée, mélangez et remuez 10 min sur feu moyen.
Ajoutez les tomates pelées, le piment, le cumin et laissez mijoter 5 min.
Égouttez les haricots et ajoutez-les dans la cocotte. Mélangez et laissez cuire 20 min supplémentaires à feu doux.
Rectifiez l'assaisonnement en fonction de vos goûts en ajoutant un peu de Tabasco. Servez très chaud et bien relevé !

Remarque
Le Chile s'accompagne merveilleusement d'un peu de riz basmati et il est encore meilleur réchauffé !

CHINESE SOUP

Phase 1

Pour 2 portions
Temps de préparation : 10 min
Cuisson : 5 min

1 blanc de poulet (bio ou Label Rouge de préférence)
100 g de tofu
1 cube de bouillon de légumes bio
2 feuilles de salade
1 petit poireau
1 c. à s. de coriandre surgelée
1 c. à c. de sauce de soja

Coupez le blanc de poulet en lamelles et le tofu en petits cubes.
Tranchez le blanc du poireau en rondelles d'1 cm environ.
Dans une casserole moyenne, faites chauffer 60 cl d'eau froide avec le cube de bouillon.
Dès que l'eau frémit, plongez le blanc de poulet et le poireau dans le bouillon et laissez pocher 4 min.
Puis ajoutez le soja, le tofu et les feuilles de salade.
Laissez infuser 1 min sur le feu, puis 1 min hors du feu.
Servez immédiatement en parsemant votre soupe de coriandre.

Remarque

Dans sa version pékinoise, ce potage se consomme avec un œuf battu ajouté 1 min avant la fin de la cuisson.

Choucroute de la mer

Phase 1

Pour 1 portion
Temps de préparation : 5 min
Cuisson : 10 min

1 pavé de saumon
200 g de choucroute nature
2 clous de girofle
5 brins de coriandre frais (ou 1 c. à c. de coriandre surgelée)

Faites bouillir de l'eau dans le bas du cuit-vapeur.
Lorsque l'eau bout, répartissez la choucroute dans le panier avec les clous de girofle.
Posez le pavé de saumon sur la choucroute.
Laissez cuire le tout 10 min.
Hachez finement 4 à 5 brins de coriandre
Servez la choucroute avec la coriandre.

CRÊPES DE SARRASIN AUX CHAMPIGNONS

Phase 2

Pour 2 portions
Temps de préparation : 20 min
Cuisson : 5 min

100 g de farine de sarrasin
2 œufs
2 c. à c. d'huile d'olive
¼ de litre de lait écrémé
1 c. à s. de crème fraîche allégée
4 champignons de Paris frais
Sel, poivre

Dans un saladier, mélangez la farine, les œufs, le sel et l'huile d'olive, puis ajoutez progressivement le lait en remuant sans arrêt avec une cuillère en bois. La pâte doit prendre la consistance d'une crème un peu épaisse.
Couvrez le saladier avec une assiette et laissez reposer la pâte 1 h.
Rincez les champignons, coupez l'extrémité de leur pied et taillez-les en tranches fines.
Dans une petite poêle, faites revenir les champignons dans 1 c. à c. d'huile d'olive, puis ajoutez 1 c. à s. d'eau et laissez-les cuire 5 min. Ajoutez la crème fraîche, poivrez.
Huilez le fond d'une poêle de grande taille avec un essuie-tout imbibé d'huile d'olive. Lorsque la poêle est bien chaude, versez une louche de pâte.
Faites cuire deux crêpes et réservez le reste de la pâte pour un autre repas.
Disposez la moitié des champignons sur chaque crêpe.
C'est prêt !

Remarque

Si vous êtes pressé, vous pouvez également utiliser pour cette recette des crêpes de sarrasin achetées dans le commerce. Mais vérifiez sur l'étiquette qu'elles ne contiennent rien d'autre que du sarrasin, de l'eau et du sel ! Pour les préparer, rien de plus simple : réchauffez les crêpes dans une poêle bien chaude légèrement huilée quelques secondes sur chaque face.

Crêpes de sarrasin au saumon

Phase 2

Pour 2 portions
Temps de préparation : 20 min
Cuisson : 5 min

100 g de farine sarrasin
2 œufs
1 c. à c. d'huile d'olive
¼ de litre de lait écrémé
1 petit concombre
½ c. à c. de sel
1 tranche de saumon fumé bio
1 c. à c. de gomasio (facultatif)

Dans un saladier, mélangez la farine, les œufs, le sel et l'huile d'olive, puis ajoutez progressivement le lait en remuant sans arrêt avec une cuillère en bois. La pâte doit prendre la consistance d'une crème un peu épaisse.

Couvrez le saladier avec une assiette et laissez reposer la pâte 1 h.

Épluchez le concombre et coupez-le en tranches fines. Mettez-le dans un ramequin avec un peu de sel. Mélangez, recouvrez d'un film plastique et laissez reposer au frais. Le concombre va dégorger une partie de son eau.

Huilez le fond d'une poêle de grande taille avec un essuie-tout imbibé d'huile d'olive. Lorsque la poêle est bien chaude, versez une louche de pâte.

Faites cuire deux crêpes et réservez le reste de la pâte pour un autre repas.

Coupez la tranche de saumon en deux. Disposez une moitié de saumon sur chaque crêpe.

Égouttez le concombre et étalez-le sur le saumon.
Parsemez de gomasio et repliez les extrémités des crêpes l'une sur l'autre.
À table !

Remarque

Le gomasio, c'est du sel de sésame. Vous pouvez très facilement préparer vous-même ce condiment en mélangeant une c. à s. de gros sel et 6 c. à s. de sésame. Faites revenir le mélange dans une poêle à feu vif 2 à 3 min. Puis pilez grossièrement le tout sans insister pour ne pas en faire une pâte. Le gomasio se conserve plusieurs mois dans un petit pot au frais et au sec.

Crevettes thaïes

Phase 1

Pour 1 portion
Temps de préparation : 10 min
Cuisson : 4 min

6 grosses crevettes tigrées (surgelées ou fraîches)
1 orange à jus
1 c. à c. de pâte de curry thaïe
1 petit oignon
½ gousse d'ail
1 citron vert
1 c. à c. d'huile de colza
Sel, poivre

Épluchez et hachez l'ail et l'oignon.
Pressez l'orange et le citron.
Récupérez la moitié du zeste du citron, et découpez-le en fins bâtonnets.
Dans une casserole, chauffez l'huile et faites revenir l'ail et l'oignon sans qu'ils jaunissent.
Ajoutez les jus d'agrumes, la pâte de curry, les bâtonnets de zeste de citron puis portez à ébullition pendant 2 min. Salez, poivrez.
Épluchez les crevettes en laissant uniquement l'extrémité de la queue. Salez, poivrez et laissez-les cuire à la vapeur 2 min (ou directement dans la casserole de sauce).
Placez-les sur une assiette et recouvrez de la sauce bien chaude.

Remarque

L'accompagnement idéal de ce plat, un bol de riz basmati !

Cuisse de lapin aux brocolis

Phase 1

Pour 1 portion
Temps de préparation : 10 min
Cuisson : 12 min

1 bouquet de brocoli
1 cuisse de lapin
1 gousse d'ail
5 ou 6 olives noires
1 c. à c. d'huile d'olive
Sel et poivre du moulin

Faites bouillir de l'eau dans le bas d'un cuit-vapeur.
Lavez et découpez le brocoli.
Hachez finement 5 ou 6 olives.
Frottez la cuisse de lapin avec l'ail. Salez et poivrez.
Lorsque l'eau bout, déposez le lapin dans le panier.
Laissez cuire 8 min.
Ajoutez les légumes et poursuivez la cuisson 4 min supplémentaires.
Servez aussitôt en arrosant les légumes d'un petit filet d'huile d'olive et en parsemant le hachis d'olive sur le lapin.

Curry de moules

Phase 2

Pour 1 portion
Temps de préparation : 10 min
Cuisson : 6 min

1 litre de moules de Bouchot
(ou ½ sachet de moules surgelées)
1 bulbe de fenouil
25 cl de crème fraîche allégée
1 c. à c. de curry
1 petit oignon
1 gousse d'ail
1 c. à c. d'huile
Sel, poivre

Coupez le bulbe de fenouil en dés et mettez de côté la partie feuillue.
Faites bouillir de l'eau dans le bas d'un cuit-vapeur.
Lorsque l'eau bout, étalez les cubes de fenouil dans le panier du cuit-vapeur.
Salez et poivrez légèrement.
Laissez cuire 6 min.
Lavez et grattez les coquilles de moules.
Épluchez et hachez l'ail et l'oignon.
Dans une marmite, faites revenir l'ail et l'oignon avec l'huile. Ajoutez les feuilles de fenouil puis les moules et le curry.
Laissez cuire à couvert sur feu moyen 5-6 min, le temps que les coquillages s'ouvrent. Versez la crème et mélangez hors du feu.
Servez vos moules accompagnées des cubes de fenouil.

Remarque

Les dés de fenouil doivent être légèrement croquants pour garder toute leur saveur.

Duo quinoa aux lentilles

Phase 2

Pour 1 portion
Temps de préparation : 2 min
Cuisson : 20 min

100 g de quinoa
50 g de lentilles corail (orangées)
1 feuille de laurier
1 c. à c. d'huile d'olive
Sel, poivre du moulin

Rincez les lentilles et le quinoa sous l'eau froide.
Chauffez de l'eau dans une petite casserole. Lorsqu'elle bout, versez le quinoa, les lentilles et la feuille de laurier. Laissez cuire à feu moyen 20 min.
Égouttez les lentilles et le quinoa. Jetez la feuille de laurier et versez le mélange dans une assiette creuse.
Servez tiède assaisonné de sel, poivre et d'un filet d'huile d'olive.

Remarque
Ce plat peut également se manger froid, accompagné d'un fromage de chèvre frais. Les lentilles corail se trouvent en général au rayon bio de votre supermarché.

Épinards à l'œuf poché

Phase 1

Pour 1 portion
Temps de préparation : 10 min
Cuisson : 3 min

5 ou 6 cubes d'épinards surgelés en branches
1 œuf (bio de préférence)
1 c. à c. de sésame (facultatif)
1 c. à s. de vinaigre
Sel, poivre du moulin

Dans une poêle sans matière grasse, faites griller les graines de sésame (1 à 2 min).
Décongelez dans une casserole les épinards avec un demi-verre d'eau. Égouttez-les et disposez-les dans une assiette. Couvrez pour les garder au chaud.
Mettez à bouillir de l'eau dans une casserole avec une cuillère de vinaigre.
Cassez l'œuf dans une petite tasse.
Lorsque l'eau bout, versez l'œuf dans l'eau en retournant la tasse d'un coup sec.
A l'aide d'une écumoire, ramenez tout au long de la cuisson les filaments de blanc autour du jaune afin qu'ils s'agglomèrent. Laissez cuire 3 min.
Retirez l'œuf avec l'écumoire et déposez-le sur les épinards.
Salez, poivrez et parsemez de graines de sésame.

GRATIN DINDE-COURGETTE AU CURRY

Phase 2

Pour 1 portion
Temps de préparation : 10 min
Cuisson : 10 min

1 tranche de jambon de dinde fumé
1 grosse courgette
1 petit oignon
1 tomate
1 œuf
30 g de fromage râpé allégé
1 c. à c. de curry
1 c. à c. d'huile d'olive
Sel, poivre du moulin

Coupez la tranche de jambon en petits carrés.
Lavez et découpez la courgette et la tomate en dés.
Épluchez l'oignon et émincez-le.
Dans une sauteuse, mettez à chauffer l'huile d'olive. Lorsqu'elle est chaude, faites revenir l'oignon sans qu'il brunisse. Puis ajoutez la courgette et la tomate. Remuez régulièrement jusqu'à ce que la courgette soit cuite. Salez, poivrez.
Dans un bol, battez l'œuf entier avec le curry et les carrés de jambon.
Incorporez l'œuf battu aux légumes et mélangez rapidement.
Versez le mélange dans un plat à gratin.
Saupoudrez de fromage et faites gratiner dans le four position gril 10 min.

GRATIN CHÈVRE POTIRON

Phase 2

Pour 2 portions
Temps de préparation : 12 min
Cuisson : 12 min

500 g de purée de potiron surgelée
1 petit chèvre allégé (Chavroux ou équivalent)
2 c. à s. de miel liquide
1 œuf
Sel, Poivre

Émiettez votre chèvre en tout petits morceaux.
Faites dégeler la purée de potiron dans une casserole.
Hors du feu, ajoutez le chèvre et le miel puis mélangez soigneusement. Salez, poivrez.
Battez le blanc d'œuf en neige ferme et incorporez-le à la purée de potiron.
Versez le mélange dans un plat à gratin et enfournez à 210°C (th. 7) pendant 12 min.

Magret en salade

Phase 1

PLATS

Pour 1 portion
Temps de préparation : 10 min
Cuisson : 10 min

50 g de tranches de magret fumé
100 g de haricots verts (surgelés ou frais)
Quelques pousses d'épinards
1 c. à c. de graines de sésame (facultatif)
1 c. à c. d'huile d'olive
Sel et poivre du moulin

Faites griller les graines de sésame dans un poêle sans graisse.
Versez de l'eau dans le bas d'un cuit-vapeur.
Lorsque l'eau bout, étalez les haricots verts dans le panier et laissez cuire 10 min. Ils doivent rester croquants.
Disposez les haricots tièdes sur une assiette. Ajoutez les pousses d'épinards et les tranches de magret (sans la partie grasse). Salez légèrement, poivrez.
Arrosez d'un filet d'huile d'olive et parsemez de graines de sésame.
Servez aussitôt.

Noix de pétoncles au citron vert

Phase 1

Pour 1 portion
Temps de préparation : 5 min
Cuisson : 6 min

5 à 6 noix de pétoncles surgelées
1 citron vert
1 endive
1 c. à c. d'huile d'olive
Sel et poivre du moulin

Faites chauffer l'huile d'olive dans une poêle.
Saisissez les noix 2 min sur chaque face.
Pressez le citron vert et prélevez quelques zestes à l'aide d'un épluche-légumes.
Versez le jus de citron et les zestes dans la poêle. Salez, poivrez et laissez mijoter 2 min supplémentaires.
Servez chaud accompagné de quelques feuilles d'endives crues.

Remarque

Le citron vert peut être remplacé par un citron ordinaire. Attention, choisissez de préférence un fruit non traité pour éviter de consommer des pesticides avec le zeste. Le petit plus gastronomique : tranchez votre endive en transversale de façon à obtenir de fines lamelles.

Pavé de veau à l'orange

Phase 2

Pour 1 portion
Temps de préparation : 10 min
Cuisson : 12 min

1 pavé de veau (ou à défaut 1 escalope épaisse)
1 orange
1 petite tomate
1 c. à c. de miel
1 c. à s. de crème fraîche allégée
1 c. à c. d'huile
Sel, poivre

Pressez le jus de l'orange.
Lavez et coupez la tomate en dés.
Dans une petite casserole à fond épais, versez le jus d'orange, la tomate et le miel. Laissez réduire à feu doux 5 min, puis ajoutez la crème.
Chauffez l'huile dans une sauteuse (poêle à larges bords).
Saisissez le pavé de veau 5 min de chaque côté. Salez, poivrez.
Ajoutez le mélange crémeux, puis laissez encore mijoter sur feu vif pendant 2 min.

Pot-au-feu de pintade

Phase 1

Pour 1 portion
Temps de préparation : 10 min
Cuisson : 15 min

2 petites carottes
1 petit poireau
2 navets
1 cuisse de pintade fermière
1 gousse d'ail
1 oignon
1 clou de girofle
1 bouquet garni
Poivre du moulin
1 c. à c. de moutarde
1 pincée de gros sel
2 cornichons

Faites bouillir de l'eau dans une casserole avec le bouquet garni, la gousse d'ail épluchée et l'oignon piqué d'un clou de girofle.
Épluchez et découpez en rondelles épaisses les deux carottes, le poireau et les navets.
Lorsque l'eau bout, plongez les légumes dans la casserole, puis la cuisse de pintade.
Laissez cuire à petit bouillon une quinzaine de minutes.
Servez façon pot-au-feu, avec un peu de moutarde, du gros sel et des cornichons.

Remarque

Ce plat est excellent avec du poulet fermier. Vous pouvez également ajouter un bouillon cube de légumes dans l'eau de cuisson. Il en existe de savoureux au rayon bio.

Poulet à toute vapeur

Phase 1

PLATS

Pour 1 portion
Temps de préparation : 5 min
Cuisson : 10 min

Escalope de poulet fermier
2 petites carottes
1 grosse courgette
1 c. à c. d'huile d'olive
Sel et poivre du moulin

Faites bouillir de l'eau dans le bas d'un cuit-vapeur.
Épluchez et découpez en rondelles épaisses les deux carottes, coupez la courgette en tronçons d'1 cm.
Lorsque l'eau bout, étalez les légumes dans le panier du cuit-vapeur et déposez l'escalope de poulet sur le dessus.
Salez et poivrez légèrement.
Laissez cuire 10 min
Servez aussitôt en arrosant les légumes d'un filet d'huile d'olive.

Remarque
Cuite ainsi, l'escalope de poulet fond littéralement dans la bouche. Le petit plus gastronomique : parsemez d'un peu de persil plat.

Quinoa aux légumes corail

Phase 2

Pour 1 portion
Temps de préparation : 5 min
Cuisson : 20 min

100 g de quinoa
1 carotte
50 g de lentilles corail (orange)
1 c. à s. de jus d'orange
1 c. à s. d'amandes émondées (facultatif)
Sel, poivre du moulin

Épluchez et coupez la carotte en rondelles.
Rincez et égouttez quinoa et lentilles.
Remplissez une petite casserole d'eau. Lorsque l'eau bout, versez le quinoa et les lentilles et laissez cuire à feu moyen 10 min.
Ajoutez la carotte et poursuivez la cuisson 10 min.
Laissez reposer 5 min à couvert.
Mélangez avec le jus d'orange et les amandes. Salez, poivrez et servez tiède.

Sashimi maison

Phase 1

Pour 1 portion
Temps de préparation : 15 min

100 g de filet de saumon (frais ou surgelé)
100 g de thon (frais ou surgelé)
1 petit maquereau en filet
Sauce de soja
Sauce nuoc-mâm

Tranchez les filets de saumon et de thon en transversale de façon à obtenir des lamelles d'environ 5 mm d'épaisseur.

Demandez à votre poissonnier de lever les filets de maquereau. Vérifiez qu'il ne reste pas d'arêtes et détaillez-les en tranches fines en préservant la peau.

Étalez les « sashimis » sur une assiette, couvrez d'un film plastique et mettez au réfrigérateur 15 min.

Servez frais accompagné de sauce de soja et de nuocmam.

Remarque

Voilà un repas consistant et savoureux qui s'accompagnera naturellement d'un bon thé vert. Le secret de sa réussite : des poissons ultra-frais que vous aurez mis quelques minutes au congélateur pour les trancher plus facilement !

SPAGHETTIS AL VONGOLE

Phase 2

Pour 1 portion
Temps de préparation : 10 min
Cuisson : 10 min

1 douzaine de palourdes
1 gousse d'ail
2 ou 3 branches de persil plat (ou 2 c. à c. de persil surgelé)
1 c. à c. d'huile d'olive
Sel et poivre du moulin
60 g de spaghettis

Faites bouillir de l'eau dans une casserole avec une pincée de gros sel.

Lorsque l'eau bout, plongez les spaghettis dans la casserole. Laissez cuire une minute de moins que le temps indiqué sur le sachet de pâtes. Puis passez-les sous l'eau froide.

Pendant ce temps, rincez les palourdes sous le robinet.

Hachez finement l'ail et le persil.

Dans une sauteuse ou une casserole à fond épais, faites chauffer l'huile d'olive et ajoutez l'ail et le persil. Avant que l'ail ne jaunisse, jetez les palourdes dans la sauteuse, remuez et baissez le feu. Laissez cuire environ 3 min, jusqu'à ouverture des coquillages. Salez, poivrez.

Puis ajoutez les pâtes dans la sauteuse contenant les palourdes afin qu'elles finissent leur cuisson.

Remarque

Traditionnellement, les Italiens utilisent des cappellinis (des spaghettis ultrafins) pour cette spécialité. Si vous n'en trouvez pas, les spaghettis feront l'affaire, l'important est de choisir des pâtes 100 % blé dur. Le secret de ce plat savoureux réside dans la fin de cuisson. Les pâtes absorbent le jus libéré par les palourdes et les arômes de l'ail et du persil.

Steak de thon à la tapenade maison

Phase 2

Pour 1 portion
Temps de préparation : 10 min
Cuisson : 4 min

1 steak de thon (frais ou surgelé)
1 petite boîte d'olives noires (100 g)
1 gousse d'ail
1 c. à c. d'huile d'olive extra-vierge
1 c. à c. de sauce de soja

Égouttez les olives en conservant le jus dans un verre.
Épluchez et hachez la gousse d'ail.
Mettez les olives dans le bol d'un mixeur avec l'ail, l'huile d'olive et 2 c. à s. de leur jus. Mixez 1 à 2 min. Versez la tapenade dans un petit ramequin.
Faites griller le steak de thon 2 min de chaque côté dans une poêle antiadhésive bien chaude. Arrosez le thon avec la sauce de soja.
Servez chaud avec une cuillère de tapenade en accompagnement.

Remarque

Votre tapenade se conservera au réfrigérateur 4 à 5 jours.

Steak tartare poêlé

Phase 1

Pour 1 portion
Temps de préparation : 10 min
Cuisson : 1 min

150 g de viande hachée (du boucher ou emballée sous vide au rayon frais)
1 œuf extra-frais
1 c. à s. de moutarde
2 cornichons et/ou quelques câpres
1 petit oignon
Sel, poivre
Tabasco (facultatif)

Épluchez et hachez l'oignon. Coupez les cornichons en petits morceaux.
Mélangez votre viande hachée avec le jaune d'œuf, les aromates et la moutarde. Salez et poivrez. Ajoutez quelques gouttes de Tabasco selon votre goût.
Chauffez une poêle antiadhésive à feu vif et faites cuire le steak 30 secondes par face.

Remarque

Voilà un plat furieusement tendance qui sera délicieux accompagné de quelques feuilles de roquette assaisonnées d'un simple filet d'huile d'olive.

Tajine de poulet à l'abricot

Phase 2

Pour 1 portion
Temps de préparation : 10 min
Cuisson : 10 min

1 cuisse de poulet bio ou Label Rouge
50 g d'abricots secs
25 g d'amandes émondées
1 c. à s. de miel liquide
1 c. à c. de cannelle
1 c. à c. d'huile d'olive
Sel et poivre du moulin

Mettez à tremper les amandes et les abricots dans un verre d'eau chaude.

Dans une casserole à fond épais, faites dorer votre poulet dans l'huile d'olive (1 min par face). Salez, poivrez. Arrosez d'un verre d'eau tiède et couvrez.

Lorsque la chair se détache, retirez le poulet du feu et déposez-le sur une assiette.

Versez alors les abricots dans la casserole contenant le bouillon de poulet. Laissez mijoter les fruits 10 min, puis ajoutez les amandes, la cannelle et le miel liquide.

Augmentez le feu pour réduire votre sauce (elle doit prendre la consistance d'un sirop).

Puis réintroduisez votre poulet et réchauffez-le délicatement en remuant avec une cuillère en bois.

Servez aussitôt accompagné d'un peu de boulgour ou de couscous complet.

Remarque

Et en dessert, un délicieux thé vert à la menthe… sans sucre !

Tartare de sardines

Phase 1

PLATS

Pour 1 portion
Temps de préparation : 10 min

3 ou 4 petites sardines très fraîches
Gros sel
1 échalote
1 bouquet de ciboulette (ou 1 c. à s. de ciboulette hachée)
1 c. à s. d'huile d'olive
Sel et poivre

La veille, rincez vos sardines à l'eau courante. Frottez la peau avec les doigts pour retirer le maximum d'écailles.
Dressez les poissons dans un plat. Recouvrez-les de gros sel et mettez-les au frais.
Le lendemain, essuyez les sardines pour ôter le gros sel puis levez les filets avec un petit couteau en partant de la queue et en suivant l'arête centrale.
Vérifiez qu'il ne reste pas d'arêtes sur les filets et détaillez-les en dés en préservant la peau.
Hachez finement l'échalote et 4 brins de ciboulette puis incorporez-les aux sardines.
Salez, poivrez. Ajoutez un filet d'huile d'olive et mettez au frais 15 min.

TARTARE DE THON AU GINGEMBRE

Phase 1

Pour 1 portion
Temps de préparation : 10 min

1 steak de thon (frais ou surgelé)
5 cm de racine de gingembre
1 échalote
1 c. à s. de sauce de soja

Coupez le steak de thon en tout petits dés.
Épluchez la racine de gingembre et taillez-la en petits morceaux.
Hachez finement l'échalote.
Dans un bol, mélangez le thon et les aromates avec les mains.
Ajoutez la sauce de soja et mettez au frais 15 min.

Yakitori
bœuf champignon

Phase 1

Pour 2 portions
Temps de préparation : 10 min
Cuisson : 5 min

1 pavé de bœuf bio
2 ou 3 champignons de Paris
Sauce de soja
2 c. à s. de miel liquide

Tranchez le pavé dans le sens de la longueur en trois morceaux, puis coupez les rectangles de bœuf en lamelles fines dans le sens de l'épaisseur.
Lavez les champignons. Coupez l'extrémité de leur pied et émincez-les.
Préparez une marinade avec la sauce de soja et le miel liquide.
Faites mariner les lamelles de bœuf pendant 30 min.
Piquez les lamelles de bœuf sur les brochettes en alternant avec les lamelles de champignon.
Faites cuire au four position gril 5 min en retournant à mi-cuisson.

Remarque
Servez avec une julienne de légumes en salade.

Yakitori de poulet

Phase 1

Pour 2 portions
Temps de préparation : 10 min
Cuisson : 10 min

1 escalope de poulet bio ou Label Rouge
2 foies de poulet (facultatif)
1 petit poivron rouge
1 petit poireau
Sauce soja
2 c. à s. de miel liquide
Poivre blanc

Découpez le poulet et les foies en petits dés.
Préparez une marinade avec la sauce soja et le miel liquide.
Tranchez le blanc du poireau en petites rondelles (environ 2 cm).
Lavez, épépinez le poivron et découpez-le en petits carrés.
Piquez en alternant le poulet, les légumes et le foie puis enduisez les brochettes de sauce à l'aide d'un pinceau.
Faites cuire au four position gril 10 min en enduisant à nouveau les brochettes à mi-cuisson.
Servez chaud en saupoudrant les brochettes de poivre blanc.

Les encas

Bricks aux épinards

Phase 2

Pour 1 portion
Temps de préparation : 15 min
Cuisson : 15 min

250 g d'épinards surgelés
1 échalote
1 c. à s. de raisins secs blonds
½ boule de mozzarella allégée
4 feuilles de brick
Huile d'olive
Sel et poivre

Préchauffez le four à 210°C (th. 7).
Épluchez et hachez l'échalote.
Faites tremper les raisins secs dans un verre d'eau chaude.
Décongelez les épinards dans une petite casserole avec 2 c. à s. d'eau.
Détaillez la mozzarella en petits dés.
Mélangez les épinards, les raisins, la mozzarella et l'échalote.
Coupez les feuilles de brick en deux. Déposez une cuillère à soupe de farce sur un côté et repliez de façon à former un triangle.
Déposez les triangles sur une plaque recouverte de papier sulfurisé et enfournez 15 min.

Remarque
Les bricks se conservent au frais 2 ou 3 jours. Pour les réchauffer, passez-les rapidement sous le gril (5 à 6 min).

Bricks au poulet

Phase 2

Pour 1 portion
Temps de préparation : 15 min
Cuisson : 15 min

1 escalope de poulet (bio ou Label Rouge)
1 échalote
1 c. à c. de curry
1 c. à s. de crème allégée
4 feuilles de brick
1 c. à c. d'huile d'olive
Sel et poivre

Préchauffez le four à 180°C (th. 6).
Épluchez et hachez l'échalote.
Coupez le poulet en petits dés.
Dans une poêle, faites revenir l'échalote et le poulet dans l'huile d'olive. Ajoutez le curry, la crème. Salez, poivrez et laissez cuire à feu doux 5 min.
Coupez les feuilles de brick en deux. Déposez une cuillère à soupe de farce sur un côté et repliez de façon à former un triangle.
Déposez les triangles sur une plaque recouverte de papier sulfurisé et enfournez 15 min.

Bricks au thon

Phase 1

Pour 1 portion
Temps de préparation : 10 min
Cuisson : 15 min

1 petite boîte de thon au naturel
1 œuf
1 oignon
1 c. à c. de harissa (ou ½ c. à c. de piment en poudre)
4 feuilles de brick
Sel et poivre

Préchauffez le four à 180°C (th. 6).
Épluchez et hachez l'oignon.
Émiettez le thon dans un saladier. Ajoutez l'oignon, l'œuf entier, la harissa. Salez, poivrez et mélangez.
Coupez les feuilles de brick en deux. Déposez une cuillère à soupe de farce sur un côté et repliez de façon à former un triangle.
Déposez les bricks sur une plaque recouverte de papier sulfurisé et enfournez 15 min.

Bruschetta légère

Phase 2

ENCAS

Pour 1 portion
Temps de préparation : 20 min

2 tranches de pain aux 7 céréales (ou de pain complet)
1 poivron rouge
1 poivron vert
2 tomates
1 c. à s. d'huile d'olive
1 c. à c. de basilic haché (frais de préférence)
½ gousse d'ail
Sel, poivre du moulin

Lavez les poivrons. Épépinez-les et coupez-les en lanières fines.
Lavez et coupez les tomates en petits cubes.
Faites chauffer l'huile d'olive dans une sauteuse. Faites-y revenir les poivrons sans coloration pendant environ 10 min. Ajoutez les cubes de tomates. Salez et poivrez. Mélangez bien et couvrez. Laissez cuire à feu doux 5 min.
Pendant ce temps, faites griller les tranches de pain. Frottez-les ensuite avec l'ail.
Posez les tranches de pain sur une assiette. Arrosez-les d'un peu d'huile d'olive et garnissez-les de légumes.
Parsemez de basilic et servez aussitôt.

Cake aux aubergines

Phase 2

Pour 3 portions
Temps de préparation : 15 min
Cuisson : 20 min

2 aubergines
150 g de farine de pois chiche
(vendue dans les épiceries orientales ou bio)
3 œufs
12,5 cl de lait écrémé
1 sachet de levure
1 c. à c. de beurre
100 g de gruyère allégé
1 c. à c. d'huile d'olive
Sel et poivre

Épluchez vos aubergines et coupez la pulpe en petits cubes.

Dans une poêle antiadhésive, faites revenir les aubergines à feu doux avec l'huile d'olive (environ 10 min). Lorsque les aubergines sont fondantes, mettez-les dans le bol d'un blender et mixez 1 à 2 min.

Dans un saladier, mélangez la farine et la levure. Puis incorporez le lait, le gruyère, les œufs et les aubergines. Salez, poivrez. Beurrez et farinez un petit moule à cake. Versez votre mélange et enfournez 20 min à 180°C (th. 6).

Remarque

Le pois chiche est un formidable aliment santé : il a des effets bénéfiques sur le contrôle du cholestérol, la flore du côlon et le diabète ! On retrouve la plupart de ces bienfaits dans la farine de pois chiche avec un vrai plus : une CG bien inférieure à la farine de blé.

Carrés de tofu pané

Phase 1

Pour 1 portion
Temps de préparation : 10 min
Cuisson : 2 min

1 bloc de tofu de 100 g
2 c. à s. de graines de sésame
1 c. à c. d'huile d'olive
Sel et poivre

Faites griller les graines de sésame dans une poêle chaude sans matière grasse.
Versez-les dans une assiette, salez, poivrez.
Coupez le tofu en cubes de 2 à 3 cm.
Roulez les cubes de tofu dans les graines de sésame puis posez-les sur une assiette.
Faites chauffer une poêle avec l'huile d'olive.
Dorez les cubes de tofu sur toutes leurs faces.
Posez-les sur du papier absorbant et servez-les accompagnés d'une petite salade de tomate et de concombre.

Coquilles d'endives aillées

Phase 2

Pour 2 portions
Temps de préparation : 10 min

20 cl de fromage blanc à 0 %
1 gousse d'ail
3 brins de ciboulette (ou 1 c. à s. de ciboulette hachée)
2 endives
Sel et poivre

Hachez finement l'ail et la ciboulette.
Dans un bol, mélangez le fromage blanc avec les condiments, le sel et le poivre.
Effeuillez les endives.
Disposez les feuilles d'endives sur une assiette.
Déposez une c. à c. de fromage sur chacune d'elles et croquez à pleines dents !

Remarque

Cet encas sera plus consistant accompagné de quelques tranches de pain de seigle toastées.

Dip duo de crudités au curry

Phase 2

Pour 1 portion
Temps de préparation : 10 min

20 cl de fromage blanc à 0 %
2 carottes
3 ou 4 champignons de Paris
1 c. à c. de curry
Sel et poivre

Dans un bol, mélangez le fromage blanc avec le curry, le sel et le poivre.
Épluchez les carottes et coupez-les en bâtonnets.
Nettoyez les champignons et émincez-les.
Disposez les crudités sur une assiette.
Trempez les légumes dans le fromage blanc et croquez.

La véritable Socca niçoise !

Phase 2

Pour 3 portions
Temps de préparation : 10 min
Cuisson : 5 min

125 g de farine de pois chiche
¼ l d'eau
2 c. à s. d'huile d'olive
½ c. à c. de sel fin
Poivre du moulin

Dans un saladier, mettez l'eau froide et la farine de pois chiche. Mélangez vigoureusement jusqu'à l'obtention d'une pâte homogène (un peu comme une pâte à crêpe). Ajoutez l'huile d'olive et le sel et mélangez à nouveau.
Préchauffez votre four à 240°C (th. 8) pendant 5 min.
Huilez avec un papier essuie-tout un plat à tarte de 30 cm de diamètre et placez-le au four pendant 3 à 4 min.
Quand le plat est bien chaud, versez une couche de 3 mm de la préparation pois chiches/eau. Enfournez à mi-hauteur, laissez cuire environ 5 min. La pâte doit devenir ferme et roussir sur les bords.
Servez chaud en poivrant généreusement.

Remarque :
La socca est une véritable institution niçoise. Elle se déguste en apéritif avec des tomates séchées et des olives. Dans votre régime CG, elle fera un excellent encas accompagnée de concombre dégorgé au sel.

PIZZA FINE JAMBON CHAMPIGNONS

Phase 1

Pour 2 portions
Temps de préparation : 5 min
Cuisson : 25 min

1 pâte à pizza fine complète prête à étaler
1 petite boîte de tomates concassées
1 tranche de jambon dégraissé
1 petite boîte de champignons de Paris émincés
1 tomate fraîche
Quelques olives noires
Sel et poivre
1 c. à c. d'huile d'olive

Lavez et coupez la tomate en tranches fines.
Coupez le jambon en lamelles.
Étalez la pâte à pizza sur une plaque recouverte de papier sulfurisé.
Tartinez la pâte de tomates concassées, puis ajoutez les champignons, le jambon et les olives.
Salez et poivrez légèrement. Arrosez d'un filet d'huile d'olive.
Enfournez et laissez cuire 25 min à 210°C (th. 7).

Remarque :
Vous ne rêvez pas, les pizzas sont autorisées dans votre régime CG… à condition que leur pâte soit fine et complète ! Pour autant, n'en abusez pas.

PIZZA FINE AUBERGINES MOZZARELLA

Phase 1

Pour 2 portions
Temps de préparation : 5 min
Cuisson : 25 min

1 pâte à pizza fine complète prête à étaler
1 petite boîte de tomates concassées
4 ou 5 tranches d'aubergines grillées surgelées
1 boule de mozzarella allégée
Quelques olives noires
Sel et poivre
Huile d'olive

Décongelez les aubergines.
Coupez la mozzarella en lamelles.
Étalez la pâte à pizza sur une plaque recouverte de papier sulfurisé.
Tartinez la pâte de tomates concassées, puis ajoutez les aubergines, la mozzarella et les olives.
Salez et poivrez légèrement. Arrosez d'un filet d'huile d'olive.
Enfournez et laissez cuire 25 min à 210°C (th. 7).

Pois chiches au cumin

Phase 1

Pour 2 portions
Temps de préparation : 12 min
Cuisson : 3 min

1 petite boîte de pois chiches au naturel
1 carotte
2 c. à s. de cumin
Sel et poivre
Huile d'olive

Épluchez et coupez la carotte en rondelles.
Versez de l'eau dans une petite casserole. Portez à ébullition avec une ½ c. à c. de sel.
Plongez les rondelles de carotte dans l'eau bouillante, laissez cuire 10 min à feu vif puis égouttez-les.
Rincez les pois chiches et égouttez-les.
Étalez le cumin dans une assiette.
Lorsque les pois chiches et les carottes sont secs, recouvrez-les de cumin en les faisant rouler dans l'assiette.
Faites-les griller dans une poêle bien chaude, 2 à 3 min.
Servez tiède.

SALADE BIG APPLE

Phase 1

Pour 1 portion
Temps de préparation : 10 min
Cuisson : 10 min

1 sachet de pousses d'épinards
1 tomate
1 escalope de poulet (bio ou Label Rouge)
20 g de pignons de pin
2 c. à c. d'huile d'olive
1 c. à c. de vinaigre
Sel, poivre du moulin

Versez de l'eau dans le bas d'un cuit-vapeur.
Lorsque l'eau bout, déposez l'escalope de poulet dans le panier. Salez et poivrez légèrement. Laissez cuire 10 min.
Pendant ce temps, faites griller les pignons dans une poêle sans matière grasse (environ 2 min).
Lavez et coupez la tomate en quartiers.
Laissez refroidir l'escalope et coupez-la en lamelles.
Mélangez l'huile et le vinaigre dans un petit bol. Salez, poivrez.
Mettez les épinards, la tomate, les pignons et le poulet dans un saladier. Versez la vinaigrette et mélangez.

Remarque :
Pas de séjour à New York sans Chicken salad ! C'est un grand classique des restaurants new-yorkais où elle se consomme avec un grand verre de jus de carotte, bio bien entendu !

Sandwiches cannibales

Phase 2

Pour 1 portion
Temps de préparation : 10 min

150 g de viande hachée (du boucher ou emballée sous vide au rayon frais)
1 œuf extra-frais
2 cornichons et/ou quelques câpres
1 petit oignon émincé
1 trait de sauce anglaise (Worcestershire)
1 citron
1 c. à c. de persil
1 c. à c. d'huile d'olive
Sel, poivre
2 tranches de pain aux 7 céréales
Feuilles de roquette

Épluchez et hachez l'oignon. Coupez les cornichons en petits morceaux.
Mélangez votre viande hachée avec le jaune d'œuf et les aromates (cornichon, oignon, persil). Ajoutez la sauce anglaise et un filet de citron et mélangez à nouveau.
Faites griller le pain et déposez sur chaque tartine une galette de viande hachée et quelques feuilles de roquette.
Arrosez d'un filet d'huile d'olive. Salez et poivrez légèrement.

Remarque
Cette spécialité belge se consomme avec une bière bien fraîche. Mais régime CG oblige, mieux vaut troquer la pinte de blonde pour un grand verre d'eau pétillante avec une rondelle de citron (bio).

Tapas d'omelette poivron chèvre

Phase 2

Pour 1 portion
Temps de préparation : 10 min
Cuisson : 3 min

1 poivron
2 œufs
1 petit fromage de chèvre (type Chavroux)
1 c. à c. d'huile d'olive
Sel, poivre du moulin

Lavez et épépinez le poivron. Détaillez-le en fines lamelles.
Dans une petite poêle, faites revenir le poivron 5 min avec l'huile d'olive.
Cassez les œufs dans un bol. Salez, poivrez et fouettez-les avec une fourchette.
Émiettez le fromage de chèvre et ajoutez-le aux œufs battus.
Versez le mélange sur les poivrons et cuire 3 min à feu moyen.
Laissez refroidir l'omelette, puis coupez-la en cubes.

Remarque

Cette omelette sera encore meilleure accompagnée de quelques feuilles de roquette.

ENCAS

Tapas d'omelette épinards mozzarella

Phase 2

Pour 1 portion
Temps de préparation : 10 min
Cuisson : 3 min

3 ou 4 cubes d'épinards surgelés (en branches de préférence)
2 œufs
½ boule de mozzarella allégée
Tomates cerise
1 c. à c. d'huile d'olive
Sel, poivre du moulin

Décongelez dans une petite poêle les épinards avec l'huile d'olive.
Coupez la mozzarella en cubes.
Cassez les œufs dans un bol. Salez, poivrez et fouettez-les avec une fourchette. Ajoutez les cubes de mozzarella.
Versez le mélange sur les épinards et faites cuire 3 min à feu moyen.
Laissez refroidir l'omelette, puis coupez-la en cubes et servez-la accompagnée de tomates cerise.

TARTINES DE CHAMPIGNONS AU SÉSAME

Phase 2

Pour 1 portion
Temps de préparation : 5 min

2 tranches de pain aux 7 céréales
3 gros champignons de Paris
1 fromage de chèvre frais (Petit Billy ou équivalent)
1 c. à c. de graines de sésame
1 c. à c. d'huile d'olive
Sel, poivre du moulin

Lavez les champignons. Coupez l'extrémité de leur pied et émincez-les finement.
Toastez les deux tranches de pain.
Tartinez le fromage de chèvre sur les toasts.
Répartissez les champignons émincés sur les tartines.
Salez, poivrez, saupoudrez de graines de sésame
Arrosez d'un filet d'huile d'olive.
Bon appétit !

Tartines de saumon

Phase 2

Pour 1 portion
Temps de préparation : 5 min
Cuisson : 5 min

2 tranches de pain noir (Pumpernickel)
1 tranche de saumon fumé bio (coupée en deux)
2 œufs (bio de préférence)
2 c. à c. de lait écrémé
10 g de beurre
Sel, poivre du moulin

Cassez les œufs dans un saladier, versez le lait. Salez, poivrez et battez doucement avec une fourchette.
Faites fondre le beurre dans une poêle sur feu doux, puis versez le mélange. Remuez sans arrêt jusqu'à l'obtention d'une pâte mousseuse.
Toastez les tranches de pain noir
Étalez les œufs brouillés sur les toasts puis recouvrez de la demi-tranche de saumon.
Bon appétit !

Remarque
Impossible de faire de véritables œufs brouillés sans beurre ! L'huile d'olive ou la margarine ne donneront pas le même résultat.

TARTINES DE THON MI-CUIT

Phase 2

Pour 1 portion
Temps de préparation : 5 min
Cuisson : 2 min

2 tranches de pain noir (Pumpernickel)
1 steak de thon (frais ou surgelé)
3 ou 4 tomates confites (tomates séchées conservées dans l'huile)
1 c. à c. de basilic
Sel, poivre du moulin

Toastez les tranches de pain noir.
Hachez les tomates confites égouttées.
Faites griller le steak de thon 1 min de chaque côté dans une poêle antiadhésive bien chaude. Le cœur doit rester bien rouge.
Lorsque le poisson est mi-cuit, coupez-le en tranches fines (environ 1 cm).
Étalez les lamelles de thon sur les toasts puis recouvrez de tomates.
Salez, poivrez. Parsemez de basilic
C'est prêt !

Turkey sandwiches

Phase 2

Pour 1 portion
Temps de préparation : 10 min

2 tranches de pain aux 7 céréales
2 tranches de jambon de dinde fumé
25 g de germes de luzerne (facultatif)
1 gros champignon de Paris
1 carré de fromage fondant allégé (Carré frais 0 % ou équivalent)
1 c. à c. de confiture allégée de framboise (ou myrtille)

Faites toaster vos tranches de pain.
Rincez le champignon, coupez l'extrémité de son pied et taillez-le en tranches fines.
Étalez le fromage fondant sur le premier toast, recouvrez-le d'une tranche de dinde pliée en deux. Puis ajoutez une couche de lamelles de champignons, une couche de luzerne et recouvrez le tout de la deuxième tranche de dinde pliée en deux.
Tartinez le deuxième toast avec la confiture. Posez ce dernier sur l'ensemble (confiture vers l'intérieur).
Coupez le sandwich en trois morceaux et piquez-les avec des cure-dents.

Remarque

C'est le sandwich préféré des Australiens qui le dégustent sur le pouce avec un jus de légumes bio (parfait pour vous !) ou une bonne bière fraîche (mais ça, c'est interdit !).

Les desserts

Blanc-manger à l'orange

Phase 2

Pour 2 portions
Temps de préparation : 20 min

¼ de litre de lait écrémé
30 g de Maïzena
1 c. à s. de jus d'orange bio
10 g de poudre d'amande
2 c. à s. de sucre brun

Lavez et séchez l'orange. Prélevez deux morceaux de zeste avec un couteau économe et pressez le jus de l'orange.

Dans une casserole à fond épais, délayez la Maïzena, le sucre et la poudre d'amande avec le lait. Ajoutez les zestes d'orange hachés finement.

Faites chauffer en tournant sans arrêt. Retirez du feu après quelques secondes d'ébullition.

Incorporez 1 c. à s. de jus d'orange, puis mélangez à nouveau.

Versez dans un petit ramequin. Mettez 3 h au réfrigérateur.

Servez frais.

Carpaccio d'agrumes

Phase 1

Pour 1 portion
Temps de préparation : 10 min

1 orange
½ pamplemousse rose
2 ou 3 feuilles de menthe fraîches (ou surgelées)
1 pincée de cannelle en poudre

Épluchez l'orange et le pamplemousse à vif, c'est-à-dire en retirant la petite peau blanche.
Puis tranchez les fruits en fines lamelles (2 à 3 mm d'épaisseur).
Étalez les tranches sur une assiette en intercalant orange et pamplemousse et saupoudrez-les d'un peu de cannelle.
Couvrez l'assiette d'un film plastique et mettez-la dans la partie centrale du réfrigérateur une dizaine de minutes.
Servez frais en effeuillant les feuilles de menthe.

Remarque
Le bon truc : utilisez un épluche-légumes pour entamer les peaux externes et internes des agrumes en même temps.

Carpaccio de poire au chocolat

Phase 2

Pour 1 portion
Temps de préparation : 10 min

1 poire bien ferme (conférence ou williams)
50 g de chocolat à 70 % de cacao (4 carrés)

Épluchez la poire sans abîmer la chair. Coupez-la en deux et retirez le pédoncule et le cœur contenant les pépins puis tranchez-la. Disposez les tranches sur une assiette.

Divisez le chocolat en morceaux et déposez-les dans une casserole. Ajoutez 1 c. à c. d'eau et faites fondre à feu doux ou au bain-marie. Remuez et ajoutez un peu d'eau si le mélange est trop épais.

Versez le chocolat directement sur les morceaux de poire et servez sans tarder.

Remarque

Il existe aujourd'hui dans le commerce des tablettes de chocolat noir biologique. Elles sont garanties pur beurre de cacao, sans lécithine ni graisse végétale et allégées en sucre. C'est bon et c'est bien !

COMPOTE POMMES FRAISES

Phase 1

Pour 2 portions
Temps de préparation : 5 min
Cuisson : 10 min

2 pommes
100 g de fraises
1 c. à c. de basilic

Épluchez les pommes. Retirez le pédoncule et le cœur contenant les pépins et coupez-les en petits morceaux.
Lavez et équeutez les fraises.
Mettez les fruits dans une casserole et laissez mijoter à feu doux 10 min.
Passez les fruits au mixeur.
Laissez refroidir et servez frais parsemé de basilic.

Remarque

Cette compote sans sucre ajouté s'accompagne éventuellement d'un fromage blanc à 0 %.

Compote d'automne

Phase 1

Pour 2 portions
Temps de préparation : 5 min
Cuisson : 15 min

2 pommes
100 g de purée de potiron surgelée
1 c. à c. de cannelle
1 gousse de vanille
2 c. à s. d'eau

Épluchez les pommes. Retirez le pédoncule et le cœur contenant les pépins et coupez-les en petits morceaux.
Décongelez la purée de potiron dans une casserole à fond épais, puis ajoutez la pomme, la cannelle et la gousse de vanille fendue en deux.
Laissez mijoter à feu doux 15 min.
Retirez la gousse de vanille et versez les fruits dans le bol du blender. Mixez 1 à 2 min.
Servez tiède ou froid.

Coupe de fraises balsamiques

Phase 1

Pour 1 portion
Temps de préparation : 10 min

100 g de fraises
½ citron
1 c. à c. de feuilles de menthe hachées
1 c. à c. de vinaigre balsamique

Lavez, équeutez et séchez les fraises.
Coupez les fruits en deux et mettez-les dans un ramequin.
Pressez le jus du demi-citron.
Mélangez les fraises avec le jus de citron et le vinaigre.
Couvrez le ramequin contenant les fruits d'un film plastique et mettez-le au frais 15 min.
Servez froid parsemé de feuilles de menthe.

Remarque

Cette coupe sera encore plus délicieuse accompagnée d'une boule de glace à la vanille… allégée (ou au soja).

CRÈME DE CAROTTE À LA CANNELLE

Phase 2

Pour 2 portions
Temps de préparation : 10 min
Cuisson : 20 min

50 g de purée de carotte surgelée
¼ de litre de lait écrémé
1 c. à c. de miel liquide
1 c. à c. de cannelle
1 œuf

Décongelez la purée de carotte avec une c. à s. d'eau.
Dans une jatte, cassez l'œuf et battez-le avec le miel.
Faites bouillir le lait et versez-le sur l'œuf battu. Mélangez et incorporez la purée de carotte. Ajoutez la cannelle.
Remplissez deux petits ramequins avec la crème de carotte.
Glissez dans le four à 180°C (th. 6) et laissez cuire 20 min.
Servez lorsque les crèmes ont refroidi.

FIGUES RÔTIES AU MIEL

Phase 2

Pour 2 portions
Temps de préparation : 5 min
Cuisson : 5 min

4 figues fraîches
1 c. à c. d'huile d'olive
1 c. à c. de miel liquide
1 c. à c. de vinaigre balsamique
Poivre

Nettoyez les figues sous l'eau claire, séchez-les et coupez-les en deux.
Dans une poêle, chauffez l'huile d'olive. Ajoutez les figues et faites-les rôtir 2 à 3 min sur chaque face.
Poivrez légèrement.
Lorsque les figues sont cuites, déposez-les sur une assiette et déglacez la poêle avec le miel et un filet de vinaigre balsamique.
Faites à nouveau revenir vos figues quelques secondes dans la poêle.
Et servez sans attendre.

Fraises en pagnolade

Phase 2

Pour 1 portion
Temps de préparation : 5 min

100 g de fraises
1 c. à c. de miel de garrigue (de préférence de thym)
1 branche fraîche de thym citronné
1 petit citron

Lavez les fraises rapidement sous l'eau froide, puis équeutez-les.
Dans un bol, pressez le citron et mélangez le jus récolté avec le miel.
Dans un plat creux, coupez les fraises en deux et arrosez-les du jus de citron au miel.
Couvrez le plat d'un film plastique et mettez-le dans la partie centrale du réfrigérateur une dizaine de minutes.
Servez frais en effeuillant sur les fraises la petite branche de thym.

Remarque
Si vous n'aimez pas le thym, il est possible de le remplacer par des feuilles de basilic frais ou surgelées.

Gratin express de fruits d'été

Phase 2

Pour 2 portions
Temps de préparation : 10 min
Cuisson : 15 min

2 œufs
2 c. à s. de miel liquide
2 c. à s. de crème liquide allégée
1 pêche
1 abricot
50 g de fraises
1 petite branche de thym citronné (facultatif)

Lavez, équeutez et séchez les fraises.
Épluchez la pêche, coupez-la en deux et retirez le noyau.
Lavez l'abricot et extrayez le noyau.
Découpez les fruits en grosses tranches et disposez-les dans un petit plat à gratin.
Cassez les œufs dans un bol en ne conservant que les jaunes. Ajoutez le miel et fouettez les jaunes jusqu'à ce que le mélange blanchisse. Incorporez la crème et le thym effeuillé.
Versez le mélange sur les fruits.
Enfournez à 210°C (th. 7) et laissez cuire 10 à 15 min. Le gratin prend alors une jolie couleur dorée.

Remarque

Le saviez-vous ? Vous pouvez conserver le blanc pour alléger une omelette. C'est dans le jaune de l'œuf que se trouve l'essentiel des calories.

Gratin express de fruits d'hiver

Phase 2

Pour 2 portions
Temps de préparation : 10 min
Cuisson : 15 min

2 œufs
2 c. à s de miel liquide
2 c. à s. de crème liquide allégée
1 poire
1 petite banane
1 kiwi

Épluchez la banane et le kiwi et coupez-les en rondelles.
Pelez la poire. Retirez le pédoncule et le cœur contenant les pépins et coupez-la en tranche.
Disposez les fruits dans un petit plat à gratin.
Cassez les œufs dans un bol en ne conservant que les jaunes. Ajoutez le miel et fouettez les jaunes jusqu'à ce que le mélange blanchisse. Puis incorporez la crème.
Versez le mélange sur les fruits.
Enfournez à 210°C (th. 7) et laissez cuire 10 à 15 min.

POMMES CANNELLE

Phase 2

Pour 1 ou 2 portions (selon appétit)
Temps de préparation : 5 min
Cuisson : 25 min

2 petites pommes (reinette ou jonagored)
1 c. à c. de cannelle
1 petit citron

Préchauffez le four à 210°C (th. 7).
Lavez les pommes puis, à l'aide d'un couteau pointu, retirez le pédoncule et évidez-les sans les éplucher.
Disposez les pommes dans un plat à four. Remplissez le trou central de chaque fruit avec un peu de cannelle.
Pressez le jus du citron et délayez-le dans ½ verre d'eau.
Versez la citronnade dans le fond du plat contenant les pommes.
Enfournez et laissez cuire 20 à 25 min.

Remarque

En cours de cuisson, pensez à arroser vos pommes avec le jus de citron. Elles n'en seront que plus savoureuses !

Poire pochée

Phase 2

Pour 1 portion
Temps de préparation : 10 min
Cuisson : 6 min

1 poire bien mûre (conférence ou williams)
1 sachet de thé Earl grey
1 clou de girofle
1 bâton de cannelle (facultatif)
1 gousse de vanille

Dans une petite casserole, mettez 20 cl d'eau, le clou de girofle, la cannelle et la vanille fendue. Portez à ébullition et laissez cuire à frémissements 3 min.
Retirez la casserole du feu. Plongez le sachet de thé dans l'eau. Laissez infuser 5 min et retirez le sachet.
Épluchez la poire délicatement en conservant le pédoncule.
Remettez la casserole sur feu doux et plongez la poire dans le sirop. Pour que la chair devienne tendre, retournez le fruit de temps à autre. Poursuivez la cuisson 5 à 6 min.
Servez la poire encore tiède arrosée de son sirop.

Remarque
Pour faire de ce dessert un petit encas gourmand, il suffit de le déguster accompagné d'un fromage de chèvre frais et de toasts de pain noir.

Quinoa vanille

Phase 2

Pour 2 portions
Temps de préparation : 5 min
Cuisson : 20 min

100 g de quinoa
½ verre d'eau
125 ml de lait de soja vanillé (non sucré)
1 pomme (granny smith)
20 g de poudre d'amande
1 c. à c. de miel liquide

Rincez le quinoa à l'eau froide.
Épluchez la pomme. Retirez le pédoncule et le cœur contenant les pépins et coupez-les en petits morceaux.
Dans une petite casserole, mettez l'eau, le lait, le quinoa et la pomme.
Couvrez et laissez cuire à feu doux 20 min.
Versez le mélange dans un bol, ajoutez le miel et la poudre d'amande. Mélangez.
Servez immédiatement.

Salade toute rose

Phase 2

Pour 1 ou 2 portions
Temps de préparation : 10 min

1 pamplemousse rose
2 quetsches
1 c. à c. de cannelle

Coupez le pamplemousse en deux. Pressez le jus de la première moitié. Épluchez et coupez en cubes l'autre moitié.
Lavez les prunes et tranchez-les grossièrement.
Mélangez les fruits, le jus de pamplemousse et la cannelle.
Servez bien frais.

Salade toute verte

Phase 2

Pour 1 ou 2 portions
Temps de préparation : 10 min

1 pomme granny smith
2 kiwis
½ citron vert
1 c. à c. de feuilles de menthe hachées (fraîches ou surgelées)

Pressez le jus du citron.
Pelez et coupez les fruits en cubes
Mélangez les fruits, le jus de citron vert et la menthe.
Servez bien frais.

Smoothie orange fraise

Phase 2

Pour 1 portion
Temps de préparation : 12 min

1 orange
100 g de fraises
1 yaourt nature au soja
2 glaçons

Pressez le jus de l'orange.
Lavez et équeutez les fraises.
Mettez les glaçons dans le blender et mixez jusqu'à l'obtention d'une glace pilée.
Ajoutez les fruits et le yaourt.
Mixez à nouveau 2 ou 3 min.
Servez bien frais.

Remarque

Vous pouvez remplacer l'orange par 2 ou 3 mandarines, le résultat sera d'autant plus subtil.

Smoothie à la pêche

Phase
2

Pour 1 portion
Temps de préparation : 12 min

1 pêche
1 c. à c. de feuilles de menthe hachées
1 yaourt nature au soja
2 glaçons

Épluchez et dénoyautez la pêche.
Mettez les glaçons dans le blender et mixez jusqu'à l'obtention d'une glace pilée.
Ajoutez le yaourt, la pêche et la menthe. Mixez 2 à 3 min.
Dégustez sans attendre.

Remarque

Vous pouvez remplacer les feuilles de menthe par du basilic haché.

Soupe de melon

Phase 2

Pour 2 portions
Temps de préparation : 5 min

½ melon de Cavaillon
1 c. à s. d'eau de fleur d'oranger
2 c. à s. de jus d'orange

À l'aide d'une petite cuillère, retirez la chair du demi-melon et mettez-la dans le bol du blender avec le jus d'orange et l'eau de fleur d'oranger.
Mixez 2 min.
Servez bien frais.

Yaourt des îles grecques

Phase 2

Pour 1 portion
Temps de préparation : 5 min

1 yaourt nature au lait de brebis
1 c. à s. de miel liquide (de thym si possible)
3 cerneaux de noix

Brisez vos cerneaux de noix en petits morceaux.
Versez votre yaourt dans un bol. Ajoutez le miel liquide, les noix et mélangez.
Quel bonheur, c'est déjà les vacances !

ANNEXE 1

Table de charge glycémique des aliments courants

Pour mincir, un lecteur CG averti en vaut deux !

Comment lire ce tableau ?

Recherchez la CG (charge glycémique) de l'aliment :

- Entre 0 et 10, la CG est faible. **C'est bien !** ☺
- Entre 11 et 19, la CG est modérée : **Attention ! À consommer avec modération** 😐
- Au-delà de 20, la CG est élevée : **À éviter !** ☹

Remarque : *la CG est calculée pour une portion moyenne d'aliment (pas forcément 100 g).*

ALIMENT	CG (CHARGE GLYCÉMIQUE/ PORTION)	PORTION « NORMALE »	ALIMENT CG MINCEUR OU NON ?
Abats	0	120 g	Attention, certains peuvent être très gras (cervelle)
Abricot	5	120 g	Oui
Abricot sec	10	60 g	Oui, avec modération
Agar-agar	0	2 g	Oui
Ail	0	5 g	Oui
Amande, noisette, noix, noix de cajou, cacahuète	0 à 2	50 g	Oui
Ananas	6 (frais) 15 (boîte)	120 g	Oui si frais, non en conserve
Artichaut	0	120 g	Oui
Asperge	0	120 g	Oui
Aubergine	0	120 g	Oui
Avocat	0	1	Oui
Avoine (son)	9 3	30 g 10 g	Oui Oui
Banane	12	120 g	Oui, avec modération
Banane plantain	8 à 13 (selon cuisson)	120 g	Oui, avec modération
Barre céréale (type Muesli)	13	30 g	Avec grande modération
Barre chocolatée	26	60 g	Non
Beignet	17	50 g	Non
Betterave	5	80 g	Oui, avec modération
Beurre	0	10 g	Oui, avec modération
Blé Grain complet (semoule seule) Couscous complet (avec légumes, pois chiches…) Boulgour	 14 25 17 12	150 g (cuit)	 Oui, avec modération Non Oui, avec modération Oui, avec modération

Aliment	CG (charge glycémique/ portion)	Portion « normale »	Aliment CG minceur ou non ?
Blini	13	50 g	Non
Bœuf (steak, steak haché maigre)	0	120 g	Oui
Bonbon	22	30 g	Non !
Cabillaud	0	120 g	Oui
Cacahuète À grignoter ou en beurre	2	50 g	Oui, avec grande modération !
Café sans sucre	0	1 tasse	Oui
Calamars	0	120 g	Oui
Canard rôti	0	120 g	Oui
Carotte	1 à 2	80 g	Oui
Céleri	0	80 g	Oui (pas en rémoulade !)
Céréales germées	1	100 g	Oui
Cerise	3	120 g	Oui
Champignons	1	100 g	Oui
Charcuterie (andouille, saucisse, saucisson)	0	120 g	Oui, avec grande modération (calorique !)
Chips	11	50 g	Non
Chocolat au lait	13	50 g	Avec grande modération
Chocolat noir, cacao en poudre	1 à 4	5 à 10 g	Oui, avec modération (2 carrés par jour, 70 % cacao minimum)
Chou (tous, y compris brocoli, chou-fleur, de Bruxelles, coleslow, choucroute)	0	120	Oui (modération pour le coleslow)
Citron	0	½ pièce	Oui
Coca-cola	14	250 ml	Non
Concombre	0	120 g	Oui
Confiture allégée en sucre	7 à 10	30 g	Oui, avec modération

Aliment	CG (charge glycémique/ portion)	Portion « normale »	Aliment CG minceur ou non ?
Coquillages (praires, huîtres, moules, coques…)	0	120 g	Oui
Corn flakes et autres céréales du petit déjeuner	20	30 g	Non
Cornichon	0	Quelques pièces	Oui
Courgette	0	120 g	Oui
Crêpe	22 à 39	80 g	Non (sauf galette blé noir = sarrasin)
Crevettes	0	120 g	Oui
Croissant, brioche	17	50 g	Non
Crumpet (pour le petit déjeuner)	13	30 g	Avec grande modération
Datte	42	60 g	Non
Dinde	0	120 g	Oui
Eau	0	À volonté	Oui
Endive	0	120 g	Oui
Épices (cannelle, clou de girofle, curry, muscade, poivre, vanille…)	0	À volonté	Oui
Épinard	0	120 g	Oui
Fenouil	0	120 g	Oui
Fève	9	80 g	Oui, avec modération
Figue sèche	16	60 g	Oui, avec grande modération
Flan classique	31	70 à 100 g	Non
Flan à l'agar-agar	6	70 à 100 g	Oui
Foie	0	120 g	Oui
Fraise	3	120 g	Oui

Aliment	CG (charge glycémique/portion)	Portion « normale »	Aliment CG minceur ou non ?
Frites	22	150 g	Non
Fromage	0	120 g	Oui, avec modération
Fromage blanc, yaourt	2 à 4	120 g	Oui
Fructose	2	10 g	Oui
Fruits rouges et noirs (framboise, groseille, myrtille, cassis…)	0	100 à 120 g	Oui
Galette de riz soufflé	17	25 g	Non
Gambas	0	120 g	Oui
Gâteau maison (classique, aux fruits ou au chocolat, quatre-quarts…)	Environ 20	60 à 100 g, selon	Exceptionnellement
Gaufre	16	35 g	Exceptionnellement
Gaufrette (chocolat, café, vanille)	14	25 g	Non
Gélatine	0	1 ou 2 feuilles	Oui
Gibier	0	120 g	Oui
Gingembre	0	5 à 10 g	Oui
Glace et sorbet	8	50 g	Oui, avec modération
Glace allégée en matières grasses	4	50 g	Oui, avec modération
Haddock	0	120 g	Oui
Haricot sec (tous : flageolet, haricot rouge, blanc…) *Remarque : les haricots secs cuits à l'eau sont toujours préférables à ceux en conserve, dont l'IG et la CG sont systématiquement supérieurs.*	6 à 10	150 g	Oui
Haricot vert	0	120 g	Oui

ALIMENT	CG (CHARGE GLYCÉMIQUE/ PORTION)	PORTION « NORMALE »	ALIMENT CG MINCEUR OU NON ?
Herbes (persil, menthe, ciboulette, laurier, thym, romarin…)	0	À volonté	Oui
Huiles (olive, colza…)	0	2 c. à s.	Oui, avec modération (en filet sur crudités et plats chauds)
Jambon (cru ou cuit)	0	120 g	Oui
Jus de fruits - Ananas - Cranberry - Orange - Pamplemousse - Pomme	 16 18 9 9 12	250 ml	 Avec modération Avec modération Oui Oui Avec modération
Jus de légumes - Carotte - Tomate	 10 4	250 ml	 Oui Oui
Kiwi	7	2 pièces	Oui
Lait concentré sucré	83	250 ml	Non
Lait de soja	8	250 ml	Oui (avec modération)
Lait de vache (entier ou écrémé)	4	250 ml	Oui (avec modération)
Lentilles « Maison » En boîte	 5 9	 150 ml 250 ml	 Oui, oui, oui ! Oui
Litchi	16	120 g	Avec modération
Maïs en boîte	13 à 15	150 g	Avec modération
Maïzena	9	1 c. à s.	Oui, avec modération
Mangue	8	120 g	Oui
Maquereau	0	120 g	Oui
Melon	4	120 g	Oui, avec modération
Miel	10	1 c. à c.	Oui, avec modération
Mousse (fraise, chocolat…) light	3	50 g	Oui
Muesli	7	30 g	Oui
Noisette	0 à 2	50 g	Oui

Aliment	CG (charge glycémique/ portion)	Portion « normale »	Aliment CG minceur ou non ?
Noix (selon variété)	0 à 3	50 g	Oui
Noix de coco	4	80 g	Oui
Nougat	4	30 g	Oui, avec modération
Œuf	0	2 pièces (120 g)	Oui (jaunes avec modération)
Oignon	0	50 à 100 g	Oui
Olive	0	5 pièces	Oui
Orange	5	1 pièce (120 g)	Oui
Orge	11	150	Oui, avec modération
Oseille	0	80 g	Oui
Pain - Au lait - À hamburger, de mie - Blanc, baguette (et biscotte) - Aux 6 ou 9 céréales et graines (avec des grains apparents) - Complet, au levain - Noir (Pumpernickel) - Pita	 20 9 15 6 9 5 10	 60 g 30 g 30 g 30 g 30 g 30 g 30 g	 Non Non Exceptionnellement Oui Oui, avec modération Oui Oui, avec modération
Pamplemousse	3	½ pièce (120 g)	Oui
Pancake (préparation à faire soi-même)	22	100 g	Non
Papaye	5	120 g	Oui
Pastèque	4	120 g	Oui, avec modération
Patate douce	11	150 g	Oui, avec modération

Aliment	CG (charge glycémique/portion)	Portion « normale »	Aliment CG minceur ou non ?
Pâtes - Lasagnes - Macaronis - Linguines - Nouilles - Gnocchis - Spaghettis *farine complète* - Spaghettis *al dente* - Spaghettis *très cuits* - Raviolis	 28 23 22 24 33 16 18 25 8 à 15	 180 g (cuites)	 À éviter À éviter À éviter À éviter Non Oui, avec modération Oui, avec modération À éviter Oui
Pâte à tartiner aux noisettes	4	20 g	Avec très grande modération ! (apport calorique important)
Pêche Nature En boîte	 5 11	 120 g 120 g	 Oui Avec modération
Petit pois	3	80 g	Oui
Pizza pâte fine	7	100 g	Oui avec modération
Pizza « épaisse » avec fromage, garniture abondante	16	100 g	Non (éviter particulièrement la 4 fromages)
Poire Nature En boîte	 4 5	 120 g 120 g	 Oui Oui
Poireau	0	120 g	Oui
Pois cassé	6	150 g	Oui
Pois chiche Nature (cuit maison) En boîte	 8 10	150 g	 Oui Oui, avec modération
Poissons en général	0	120 g	Oui, surtout « nature » ! Le poisson pané possède une CG de 7. Pas énorme, mais bien supérieure à 0 !
Polenta	9	150 g (cuite)	Oui, avec modération
Pomme	6	120 g	Oui
Pomme séchée	10	120 g	Oui

Aliment	CG (charge glycémique/ portion)	Portion « normale »	Aliment CG minceur ou non ?
Pomme de terre - Vapeur ou à l'eau (avec la peau) - Au four - En purée - Frite	 16 à 17 26 13 (maison) 18 (flocons) 30	150 g	 Oui, avec grande modération Non Non (à la rigueur maison, exceptionnellement, avec des légumes verts) Non
Pop-corn	8	20 g	À éviter
Potiron	3	80 g	Oui
Poulet	0	120 g	Oui
Prune (mirabelle, reine-claude, quetsche…)	5	120 g	Oui
Pruneau	10	6 pièces (60 g)	Oui, avec modération
Quinoa	9	150 g	Oui
Radis	0	100 g	Oui
Raifort	0	100 g	Oui
Raisin	8	120 g	Oui
Raisin sec	26	60 g	Non (ou très exceptionnellement, au milieu d'autres aliments)
Rhubarbe	0	80 g	Oui
Riz - Basmati - Blanc standard - Complet brun - Cuisson rapide - Sauvage - Jasmin	 22 36 à 44 29 36 18 46	150 g	 Oui, avec modération Non Avec grande modération Non Oui, avec grande modération Non
Rouget	0	120 g	Oui
Salade verte (toutes)	0	À volonté	Oui

Aliment	CG (charge glycémique/ portion)	Portion « normale »	Aliment CG minceur ou non ?
Salades composées (maison, avec majorité de légumes verts et secs type lentilles)	Selon composition (mais généralement très bas)	150 g	Oui (éviter sauces du commerce, généralement sucrées. Assaisonnement recommandé : filet d'huile d'olive + vinaigre/citron + sel + poivre + fines herbes)
Sardine	0	120 g	Oui
Saucisse	1	100 g	Oui, avec modération (préférer cuisson à l'eau plutôt que grillée)
Saumon	0	120 g	Oui
Scone	7	25 g	À éviter
Seiche	0	120 g	Oui
Soda	15 à 23	250 ml	Non
Soja (et tofu, lait de soja)	2 à 10	120 g ou 250 ml	Oui
Soupes en général (maison, avec majorité de légumes verts et secs type lentilles ou très riches en protéines, type soupe de poisson, bouillabaisse)	Selon composition (mais généralement très bas)	250 ml	Oui
Sucre blanc « classique »	7	10 g	Oui, avec modération (CG plutôt basse mais aucun intérêt nutritionnel)
Surimi	0	100 g	Oui mais préférez un poisson nature (« normal »).
Sushi	17	100 g	Oui, avec modération
Tacos	8	20 g	Oui, avec modération

ALIMENT	CG (CHARGE GLYCÉMIQUE/ PORTION)	PORTION « NORMALE »	ALIMENT CG MINCEUR OU NON ?
Tapioca	14	250 g	Avec grande modération
Thé	0	À volonté	Oui
Thon	0	120 g	Oui
Tisane	0	À volonté	Oui
Tomate	0	120 g	Oui
Truite	0	120 g	Oui
Veau	0	120 g	Oui
Viandes en général	0	120 g	Oui
Vinaigre	0	À volonté	Oui
Yaourt Nature Sucré	 2 à 3 7 à 8	 100 g	 Oui Avec modération

ANNEXE 2

Quelques études CG parmi les plus récentes

A low-glycemic-load diet improves symptoms in acne vulgaris patients: a randomized controlled trial. Smith RN, Mann NJ, Braue A, Mäkeläinen H, Varigos GA, *Am J Clin Nutr*, 2007.

Association between Dietary Carbohydrates and Body Weight Y. Ma, B. Olendzki, D. Chiriboga, J. R. Hebert, Y. Li, W. Li, M. Campbell, K. Gendreau, and I. S. Ockene, *Am. J. Epidemiol.*, February 15, 2005.

Carbohydrates and Increases in Obesity: Does the Type of Carbohydrate Make a Difference? Wylie-Rosett, C. Segal-Isaacson, and A. Segal-Isaacson, *Obesity*, November 1, 2004.

Carbohydrate, glycemic index, and glycemic load and colorectal adenomas in the Prostate, Lung, Colorectal, and Ovarian Screening Study. A. Flood, U. Peters, D. J. Jenkins, N. Chatterjee, A. F Subar, T. R Church, R. Bresalier, J. L Weissfeld, R. B Hayes, A. Schatzkin, *Am. J. Clinical Nutrition*, November 1, 2006.

Carbohydrate nutrition, glycaemic load, and plasma lipids: the Insulin Resistance Atherosclerosis Study A. D. Liese, T. Gilliard, M. Schulz, R. B. D'Agostino Jr, and T. M.S. Wolever, *Eur Heart J*, January 1, 2007.

Comparison of 4 diets of varying glycemic load on weight loss and cardiovascular risk reduction in overweight and obese young adults: a randomized controlled trial. J. McMillan-Price, P. Petocz, F. Atkinson, K. O'Neill, S. Samman, K. Steinbeck, I. Caterson, and J. Brand-Miller, *Archives of Internal Medicine*, July 24, 2006.

Dairy products and insulin resistance. MCCARTY Mark F. ; MERZER Glen ; PEREIRA Mark A. ; LUDWIG David S. ; *J. Am. Med. Assoc*, 2002.

Dietary carbohydrate modification enhances insulin secretion in persons with the metabolic syndrome D. E Laaksonen, L. K Toppinen, K. S Juntunen, K. Autio, K.-H. Liukkonen, K. S Poutanen, L. Niskanen, and H. M Mykkanen, *Am. J. Clinical Nutrition*, December 1, 2005.

Dietary Glycemic Index and Glycemic Load, Carbohydrate and Fiber Intake, and Measures of Insulin Sensitivity, Secretion, and Adiposity in the Insulin Resistance Atherosclerosis Study A. D. Liese, M. Schulz, F. Fang, T. M.S. Wolever, R. B. D'Agostino Jr, K. C. Sparks, and E. J. Mayer-Davis, *Diabetes Care*, December 1, 2005.

Dietary glycemic index and load in relation to metabolic risk factors in Japanese female farmers with traditional dietary habits K. Murakami, S. Sasaki, Y. Takahashi, H. Okubo, Y. Hosoi, H. Horiguchi, E. Oguma, and F. Kayama, *Am. J. Clinical Nutrition*, May 1, 2006.

Dietary Glycemic Index, Glycemic Load, Fiber, Simple Sugars, and Insulin Resistance: The Inter99 study. C. Lau, K. Faerch, C. Glumer, I. Tetens, O. Pedersen, B. Carstensen, T. Jorgensen, and K. Borch-Johnsen, *Diabetes Care*, June 1, 2005.

Dietary glycemic index and load, measures of glucose metabolism, and body fat distribution in older adults N. R Sahyoun, A. L Anderson, A. M Kanaya, P. Koh-Banerjee, S. B Kritchevsky, N. de Rekeneire, F. A Tylavsky, A. V

Schwartz, J. S. Lee, and T. B Harris, *Am. J. Clinical Nutrition*, September 1, 2005.

Dietary glycemic index, dietary glycemic load, and cardiovascular disease in middle-aged and older Swedish men. E. B Levitan, M. A Mittleman, N. Hakansson, and A. Wolk, *Am. J. Clinical Nutrition*, June 1, 2007.

Effect of alcoholic beverages on postprandial glycemia and insulinemia in lean, young, healthy adults. C Brand-Miller, K. Fatima, C. Middlemiss, M. Bare, V. Liu, F. Atkinson, and P. Petocz, *Am. J. Clinical Nutrition*, June 1, 2007.

Effects of a Low-Glycemic Load vs Low-Fat Diet in Obese Young Adults: A Randomized Trial. C. B. Ebbeling, M. M. Leidig, H. A. Feldman, M. M. Lovesky, and D. S. Ludwig, *JAMA*, May 16, 2007.

Glycemic index and glycemic load in relation to changes in body weight, body fat distribution, and body composition in adult Danes. H. Hare-Bruun, A. Flint, and B. L Heitmann, *Am. J. Clinical Nutrition*, October 1, 2006.

High Dietary Glycemic Load and Glycemic Index Increase Risk of Cardiovascular Disease Among Middle-Aged Women: A Population-Based Follow-Up Study. W.J. Beulens, L. M. de Bruijne, R. P. Stolk, P. H.M. Peeters, M. L. Bots, D. E. Grobbee, and Y. T. van der Schouw, *J. Am. Coll. Cardiol.*, July 3, 2007.

Incidence of colorectal cancer in relation to glycemic index and load in a cohort of women. M. McCarl, L. Harnack, P. J. Limburg, K. E. Anderson, and A. R. Folsom, *Cancer Epidemiol. Biomarkers Prev.*, May 1, 2006.

Influence of Glycemic Index/Load on Glycemic Response, Appetite, and Food Intake in Healthy Humans. R. C.G. Alfenas and R. D. Mattes, *Diabetes Care*, September 1, 2005.

Influence of glycemic load on HDL cholesterol in youth A. Slyper, J. Jurva, J. Pleuss, R. Hoffmann, and D. Gutterman, *Am. J. Clinical Nutrition, February 1,* 2005.

Interindividual Variability and Intra-Individual Reproducibility of Glycemic Index Values for Commercial White Bread. S. Vega-Lopez, L. M. Ausman, J. L. Griffith, and A. H. Lichtenstein, *Diabetes Care,* June 1, 2007.

Long-term effects of 2 energy-restricted diets differing in glycemic load on dietary adherence, body composition, and metabolism in CALERIE: a 1-y randomized controlled trial. S. K. Das, C. H Gilhooly, J. K Golden, A. G Pittas, P. J Fuss, R. A Cheatham, S. Tyler, M. Tsay, M. A McCrory, A. H Lichtenstein, G. E Dallal, C. Dutta, M. V Bhapkar, J. P DeLany, E. Saltzman, and S. B Roberts, *Am. J. Clinical Nutrition,* April 1, 2007.

Relations of glycemic index and glycemic load with plasma oxidative stress markers Y. Hu, G. Block, E. P Norkus, J. D Morrow, M. Dietrich, and M. Hudes, *Am. J. Clinical Nutrition,* July 1, 2006.

The Coronary Artery Risk Development in Young Adults (CARDIA), Mark Pereira, Ph.D., assistant professor in epidemiology, University of Minnesota School of Public Health, and David Ludwig, M.D., Ph.D., director of the Obesity Program at Children's Hospital Boston, *Lancet,* Janvier 2005.

The Effects of the Dietary Glycemic Load on Type 2 Diabetes Risk Factors during Weight Loss, A. G. Pittas, S. B. Roberts, S. K. Das, C. H. Gilhooly, E. Saltzman, J. Golden, P. C. Stark, and A. S. Greenberg, *Obesity,* December 1, 2006.

The glycemic index of foods influences postprandial insulin-like growth factor-binding protein responses in lean young subjects J. C Brand-Miller, V. Liu, P. Petocz, and R. C Baxter, *Am. J. Clinical Nutrition,* August 1, 2005.

Weighing in on glycemic index and body weight. M. A Pereira, *Am. J. Clinical Nutrition,* October 1, 2006.

INDEX DES RECETTES

N

O

P

Q

R

S

T

V

Y

TABLE DES MATIÈRES

Impression réalisée sur Presse Offset par

CPI
Brodard & Taupin

La Flèche (Sarthe), le 05-02-2008
45322 – Dépôt légal : février 2008
Imprimé en France